Shijal Narayan Suvarna
Avinash V Mehendale

Pilares em Implantologia Dentária

Shijal Narayan Suvarna
Avinash V Mehendale

Pilares em Implantologia Dentária

Um guia completo sobre tipos, seleção, materiais e considerações clínicas

ScienciaScripts

Cover image: www.ingimage.com

This book is a translation from the original published under ISBN 978-620-8-41850-2.

Publisher:
Sciencia Scripts
is a trademark of
Dodo Books Indian Ocean Ltd. and OmniScriptum S.R.L publishing group

120 High Road, East Finchley, London, N2 9ED, United Kingdom
Str. Armeneasca 28/1, office 1, Chisinau MD-2012, Republic of Moldova, Europe
Managing Directors: Ieva Konstantinova, Victoria Ursu
info@omniscriptum.com

Printed at: see last page
ISBN: 978-620-8-63205-2

RESUMO

Este livro fornece uma exploração aprofundada dos pilares de implantes dentários, abrangendo o seu significado, classificação, materiais e aplicações clínicas. Descreve a evolução dos pilares, detalhando vários tipos, tais como pilares de stock, personalizados e híbridos, e aprofunda as escolhas de materiais como o titânio, a zircónia e a cerâmica.

O texto também destaca factores importantes que influenciam a seleção do pilar, incluindo considerações funcionais e estéticas, bem como o papel da medicina dentária digital e da tecnologia CAD/CAM no design moderno do pilar. Os desafios clínicos, tais como a gestão dos tecidos moles e complicações como a peri-implantite, são discutidos em pormenor, oferecendo conhecimentos práticos aos profissionais. As tendências emergentes, incluindo a impressão 3D e as inovações em biomateriais, também são examinadas, tornando este livro um recurso essencial para os profissionais de medicina dentária que procuram melhorar a sua compreensão dos pilares em implantologia.

RECONHECIMENTO

"Cultivem o hábito de estar gratos por todas as coisas boas que vos chegam, e de agradecer continuamente. E porque todas as coisas contribuíram para o teu progresso, deves incluir todas as coisas na tua gratidão." - Ralph Waldo Emerson.

Gostaria de expressar a minha mais profunda gratidão a todos os que apoiaram e contribuíram para a realização desta dissertação sobre a biblioteca.

Antes de mais, gostaria de agradecer ao meu orientador e coautor, **Dr. Avinash V Mehendale** , Leitor do Departamento de Dentisteria Protética e Implantologia, pela sua orientação, experiência e conhecimentos valiosos ao longo do processo de investigação. O seu apoio e encorajamento inabaláveis foram fundamentais para dar forma a esta dissertação.

Estou sinceramente grato ao Chefe de Departamento, Dr. **Vidya K Shenoy**, Professor e Chefe de Departamento, Departamento de Dentisteria Protética e Coroa e Ponte, que tem sido a força motriz constante por detrás da conclusão da Dissertação da Biblioteca.

Estou em dívida para com os autores dos numerosos artigos, trabalhos de investigação e livros de texto que serviram de base a esta dissertação. As suas contribuições para o campo da implantologia dentária influenciaram e enriqueceram grandemente o conteúdo deste trabalho.

Por último, mas não menos importante, estou profundamente grato aos meus pais e amigos pelo seu inabalável encorajamento, paciência e compreensão durante o curso dos meus estudos. O seu amor e a sua crença nas minhas capacidades têm sido a minha força motriz.

Embora não seja possível mencionar todos os nomes, estendo o meu sincero agradecimento a todos aqueles que desempenharam um papel, por mais pequeno que fosse, na conclusão bem sucedida deste livro.

Obrigado a todos pelo vosso apoio e contribuições.

Dr. SHIJAL NARAYAN SUVARNA

ÍNDICE DE CONTEÚDOS

CAPÍTULO 1: INTRODUÇÃO

O QUE ESTÁ COBERTO?

1. ***Importância dos implantes dentários na dentisteria de restauração***
2. ***Papel e função dos pilares***
3. ***Tipos de pilares: Stock vs. Personalizados***
4. ***Materiais dos pilares***
5. ***Considerações sobre a conceção dos pilares***
6. ***Avanços da medicina dentária digital em pilares***

Os implantes dentários revolucionaram o campo da medicina dentária restauradora, oferecendo uma solução fiável e a longo prazo para substituir dentes em falta. Um componente crítico das restaurações com implantes dentários é o pilar. (Figura 1)

A principal função dos pilares é ligar o implante, que é colocado cirurgicamente no osso maxilar, à coroa, ponte ou prótese.

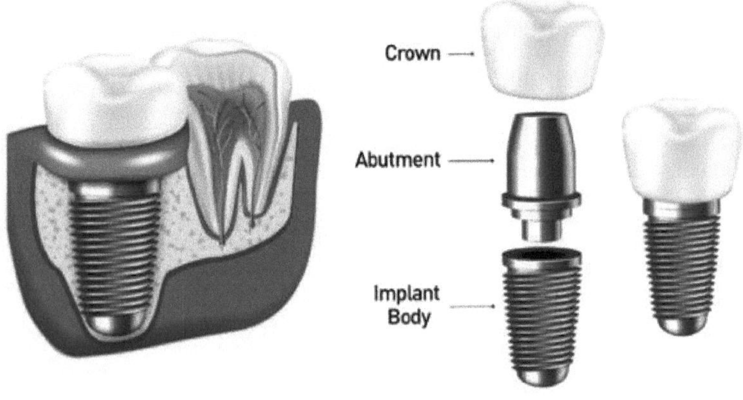

Figura 1

O pilar funciona como um conetor e proporciona estabilidade, assegurando uma fixação segura entre o implante e a restauração final. O desenho, o material e as caraterísticas dos pilares influenciam significativamente a estética, a função e o sucesso a longo prazo das restaurações suportadas por implantes.

Os pilares desempenham um papel crucial nas restaurações com implantes dentários, fornecendo suporte e ligando o implante ao dente protético. Podem ser classificados em dois tipos principais: pilares de stock e pilares personalizados.

Os pilares de stock são pré-fabricados e existem em várias formas e tamanhos, enquanto os pilares personalizados são concebidos e fabricados especificamente para pacientes individuais, de modo a obter uma estética e função óptimas.

Os pilares podem ser feitos de diferentes materiais, incluindo titânio, zircónio e várias ligas metálicas. A escolha do material depende de factores como os requisitos estéticos, a posição do implante e as necessidades individuais do paciente.

O desenho dos pilares também desempenha um papel crucial no sucesso global das restaurações com implantes dentários. Factores como o perfil de emergência, a angulação e a altura do pilar influenciam o resultado estético final, a oclusão funcional e a estabilidade a longo prazo da restauração.

Nos últimos anos, os avanços na medicina dentária digital tiveram um impacto significativo no campo dos pilares de implantes dentários. A tecnologia de desenho assistido por computador e de fabrico assistido por computador (CAD/CAM) tornou possível a criação de pilares altamente precisos e personalizados, melhorando a estética e os resultados clínicos.

CAPÍTULO 2: CONSIDERAÇÕES BIOLÓGICAS SOBRE PILARES DE IMPLANTES DENTÁRIOS

O QUE ESTÁ COBERTO?

O selo da mucosa:

- *Definição e importância do selamento da mucosa*
- *Anatomia dos tecidos moles na dentição natural e nos implantes*

Dentição Natural vs. Tecidos Peri-Implantares:

- *Largura biológica e fixação de tecidos moles em dentes naturais*
- *Diferenças na fixação do tecido conjuntivo à volta dos implantes*

Película, Biofilme e Doença Periodontal:

- *Formação de películas*
- *Biofilme e sua progressão*
- *Doença periodontal na dentição natural*

Peri-Implantite

- *Desenvolvimento e suscetibilidade da peri-implantite*
- *Comparação dos tecidos peri-implantares com a dentição natural*
- *Papel dos pilares na prevenção da peri-implantite*

SELO MUCOSAL

O selamento da mucosa que envolve um pilar de implante dentário é um fator essencial na prevenção da penetração bacteriana no osso da crista e à volta do colo do implante. De modo a compreender a resposta dos tecidos moles, é importante estar familiarizado com a anatomia do da mucosa.[1]

DENTIÇÃO NATURAL

O tecido mole periodontal é um fator importante na proteção natural de uma pessoa contra a doença periodontal. A largura biológica é a profundidade do tecido mole abaixo do sulco na dentição natural. É constituído por um epitélio juncional e uma camada de tecido conjuntivo. O epitélio juncional varia de 1 a 2 mm de largura, seguido apicalmente por uma camada de tecido conjuntivo de 1 mm. O osso alveolar situa-se imediatamente abaixo deste tecido conjuntivo.

Na dentição natural, esta zona provou ser essencial para proteger o periodonto da penetração da placa bacteriana e das bactérias na cavidade oral. O epitélio juncional liga-se aos dentes através de uma ligação hemidesmisomal, proporcionando um escudo contra as bactérias. A camada de tecido conjuntivo contém fibras de colagénio que se inserem nos dentes e no cemento perpendicularmente ao dente. Estas fibras fornecem um reforço adicional contra a migração apical do epitélio juncional causada pela doença periodontal.[1]

SELAGEM DA MUCOSA PERI-IMPLANTAR

Um selamento da mucosa que envolve os implantes dentários é também essencial para evitar a peri-implantite. A largura biológica que rodeia os implantes dentários também contém um epitélio juncional, seguido apicalmente por uma camada de tecido conjuntivo. Tal como na dentição natural, a porção coronal da largura biológica contém o epitélio juncional. Em 1984, Gould e colaboradores demonstraram que este epitélio juncional se fixa à superfície do titânio de forma semelhante à da dentição natural, com hemidesmossomas. Uma ligação de tecido conjuntivo pode ser encontrada mais apicalmente[1]. Buser et al. (1992) descreveram este anexo como sendo rico em fibras de colagénio, mas escasso em células ou semelhante a tecido cicatricial[2].

Ao contrário da dentição natural, nos pilares de implantes as fibras do tecido conjuntivo apical não têm a mesma qualidade de ligação. Na dentição natural, as fibras gengivais correm perpendicularmente ao dente, desde o osso até ao cemento. A camada de tecido conjuntivo que envolve um pilar de implante dentário tem fibras que correm de forma paralela (Figura 2). A única exceção a esta histologia é com os pilares Laser-Lok™.

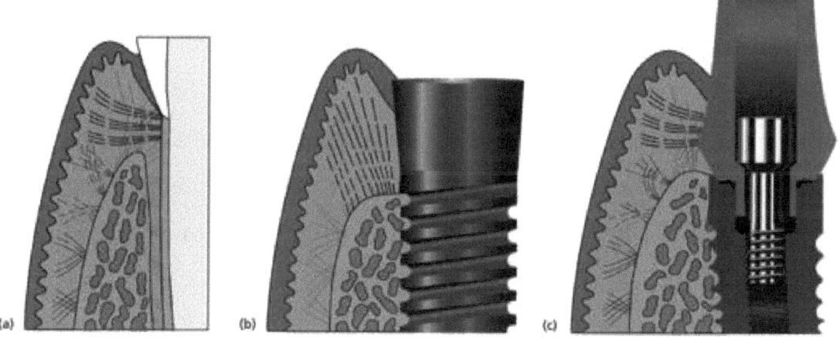

Figura 2. Observe as fibras de colagénio perpendiculares na dentição natural (a) e nos pilares da Laser Lok (c) em comparação com as fibras de colagénio paralelas com outros pilares de implantes (b).

Devido ao enfraquecimento do suporte de tecido conjuntivo à volta dos pilares dos implantes, acredita-se que o epitélio juncional seja mais suscetível à migração apical. Por outras palavras, um implante dentário é mais suscetível à peri-implantite do que um dente natural é à periodontite.

É importante notar que esta largura biológica ou "selamento peri-implantar" protege o implante contra a peri-implantite e proporciona um resultado estético. Ao considerar qual o tipo de pilar a utilizar, deve ter-se em conta a qualidade com que o pilar forma e mantém este selamento da mucosa.[1]

PELÍCULA, BIOFILME E DOENÇA PERIODONTAL

Um dos factores chave na seleção de um material de pilar é a sua propriedade higiénica. Para rever a importância da higiene, é importante compreender a formação da película, a subsequente produção de biofilme e a via de desenvolvimento da peri-implantite.

PELLICLE

O processo de formação da placa bacteriana começa com a fixação de glicoproteínas à superfície do esmalte ou de um pilar, criando uma camada fina denominada película. Embora esta camada por si só seja inofensiva, fornece uma estrutura para as bactérias aderirem.

BIOFILME

Um biofilme é um agregado de múltiplos organismos que coexistem entre si. Inicialmente, os cocos aeróbios Gram-positivos aderem a esta fina camada de glicoproteína ou película. À medida que estas bactérias se multiplicam, as colónias bacterianas multiplicam-se criando um ambiente mais anaeróbico. Este ambiente anaeróbico permite então que os bastonetes Gram-negativos mais nocivos se acumulem no biofilme. O biofilme cria um ambiente ácido que contribui para a cárie dentária mas, mais relevante para o tópico em questão, o biofilme também contribui para a doença periodontal.

DOENÇA PERIODONTAL NA DENTIÇÃO NATURAL

A doença periodontal é causada pelo biofilme, que destrói o periodonto e provoca a perda do osso alveolar e a inflamação dos tecidos periodontais. Não se trata de um desenvolvimento novo - o artigo de referência de Page e Schroeder delineou este processo de doença periodontal em 1976.

PERI-IMPLANTITE

Tal como na dentição natural, o desenvolvimento da película e do biofilme e a subsequente inflamação também ocorrem com os implantes dentários. Este processo pode causar a potencial migração apical do selamento peri-implantar e perda óssea. O processo de peri-implantite é mais comum nos implantes dentários do que a doença periodontal na dentição natural. Isto deve-se ao facto de o selamento da mucosa peri-implantar não ser tão eficaz (exceto no caso dos pilares Laser-Lok) como o selamento da mucosa que envolve a dentição natural.

Como será discutido, alguns pilares têm capacidades melhoradas para resistir à colonização bacteriana. Outros pilares têm capacidades melhoradas para formar um selamento da mucosa mais resistente com uma ligação reforçada do tecido conjuntivo.

CAPÍTULO 3: ANTECEDENTES E SIGNIFICADO

O QUE ESTÁ COBERTO?

- ***Visão geral dos implantes dentários***
- ***Papel dos pilares no sucesso da restauração***
- ***Impacto da conceção e do material do pilar***
- ***Resposta dos tecidos moles e biomecânica***
- ***Avanços na tecnologia de pilares***
- ***Importância para o planeamento do tratamento e os resultados***

Os implantes dentários revolucionaram o campo da medicina dentária restauradora, fornecendo uma solução fiável e duradoura para a substituição de dentes em falta. O sucesso das restaurações com implantes dentários depende de vários factores, incluindo a colocação correta do implante, a osteointegração e a seleção de pilares adequados.[3]

Os pilares servem de elemento de ligação entre a estrutura do implante dentário e o componente protético (figura 3).

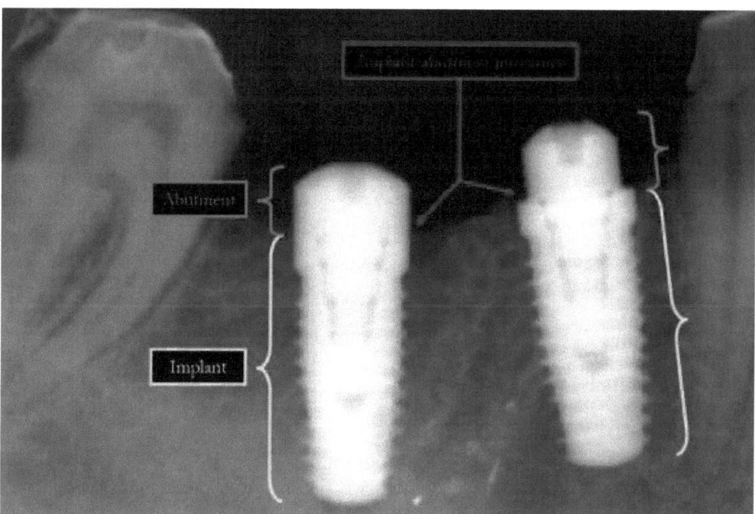

Figura 3

Desempenham um papel crucial na obtenção de estabilidade funcional, integração estética e sucesso a longo prazo da restauração suportada por implantes. Os pilares facilitam a transferência das forças oclusais da prótese para a estrutura do implante e

para o osso circundante, assegurando uma distribuição correta da carga e minimizando o risco de complicações.[3]
O desenho e o material dos pilares têm um impacto significativo no resultado clínico e na longevidade das restaurações de implantes dentários. O perfil de emergência, a angulação, a altura e o tipo de conexão dos pilares influenciam a estética final, a resposta dos tecidos moles e a estabilidade biomecânica da restauração. O perfil de emergência, por exemplo, determina o contorno dos tecidos moles à volta do implante, o que é crucial para o sucesso funcional e estético, especialmente na região anterior, onde a visibilidade é elevada. Da mesma forma, a angulação e a altura do pilar podem afetar significativamente as forças oclusais e o posicionamento da prótese.[4]

Além disso, a escolha do material do pilar deve ter em conta factores como a biocompatibilidade, as propriedades mecânicas e a situação clínica específica. Materiais como o **titânio, a zircónia** e **as ligas de cerâmica** são normalmente utilizados devido à sua durabilidade e biocompatibilidade. Os pilares de titânio são frequentemente preferidos devido à sua resistência e histórico comprovado de osteointegração, enquanto os pilares de zircónia e cerâmica são utilizados quando as exigências estéticas são elevadas, particularmente em pacientes com biótipos gengivais finos ou na região anterior, onde o metal pode transparecer. O material escolhido deve também ter em conta a carga oclusal do paciente, a localização do implante e as necessidades estéticas individuais.[5]
O desenho e a seleção do material dos pilares têm um impacto significativo não só na estética e na função, mas também na **saúde dos tecidos moles**. Avanços recentes, como a utilização de **pilares Laser-Lok™**, melhoram a fixação dos tecidos moles e promovem a formação de um **selamento** mais estável **da mucosa**, o que pode ajudar a prevenir doenças peri-implantares, como a peri-implantite. Isto é particularmente importante para o sucesso a longo prazo das restaurações de implantes, uma vez que um selamento bem mantido da mucosa impede a infiltração bacteriana à volta do implante, minimizando assim o risco de condições inflamatórias.[1]
Compreender os antecedentes e a importância dos pilares nos implantes dentários é essencial para os clínicos e investigadores optimizarem o planeamento do tratamento, a seleção de implantes e os resultados da restauração. Ao analisar a literatura existente, é possível obter informações sobre o desenvolvimento histórico, as

tendências actuais e os avanços no design e nos materiais dos pilares, o que conduz a uma tomada de decisões baseada em evidências e a melhores cuidados para o doente.
A utilização de **tecnologias digitais**, como os sistemas **CAD/CAM**, permitiu a criação de pilares altamente personalizados, que podem ser concebidos para satisfazer os requisitos funcionais e estéticos específicos de cada paciente. Estas tecnologias melhoraram consideravelmente a precisão e a previsibilidade das restaurações com implantes, conduzindo a melhores resultados clínicos. [5]
Para além disso, o sucesso do implante a longo prazo não depende apenas da qualidade do pilar, mas também da forma como o pilar interage com os tecidos moles circundantes. Os clínicos devem ter em conta a largura biológica e o selamento da mucosa peri-implantar durante o processo de seleção do pilar, uma vez que escolhas inadequadas podem levar a complicações como a peri-implantite. Por conseguinte, a investigação contínua sobre a biomecânica das restaurações com implantes e o papel dos pilares na saúde dos implantes a longo prazo é crucial para melhorar as taxas de sucesso destes procedimentos.[1]

Ao compreenderem estes factores, os médicos podem tomar decisões informadas que, em última análise, beneficiarão o doente ao alcançarem resultados funcionais e estéticos óptimos, assegurando um resultado bem sucedido a longo prazo.

CAPÍTULO 4: PILARES DE IMPLANTES DENTÁRIOS

O QUE ESTÁ COBERTO?
- ***Definições e finalidade do pilar e outras terminologias básicas:***
- ***Desenvolvimento histórico e evolução***
- ***Papel nas restaurações com implantes dentários***
- ***Factores que influenciam a seleção do pilar***
- ***Orientações para a seleção do pilar***

DEFINIÇÕES E OBJECTIVOS DOS PILARES E OUTRAS TERMINOLOGIAS BÁSICAS:

Definição:

Abutment (pilar): Um dente, uma parte de um dente ou a parte de um implante dentário que serve de suporte e/ou retenção de uma prótese (GPT -8)[3]

Pilar do implante: O pilar do implante é a parte do implante que suporta e/ou retém uma prótese ou uma superestrutura de implante[3]

Os pilares desempenham um papel crucial nas restaurações com implantes dentários, contribuindo para o sucesso e funcionalidade globais da reabilitação protética (Figura 4).

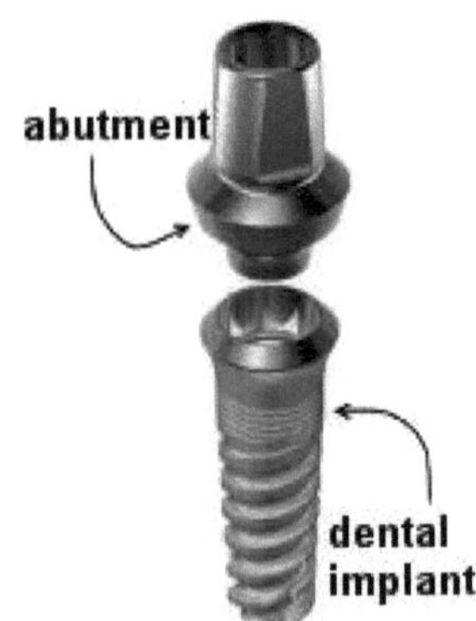

Figura 4

As principais funções dos pilares nas restaurações de implantes dentários incluem:

- Ligação e suporte: Os pilares funcionam como o componente intermediário que liga a estrutura do implante à restauração protética. Proporcionam apoio e estabilidade para a coroa, ponte ou prótese final, assegurando uma distribuição de carga correta e a longevidade da restauração.[4]

- Função oclusal: Os pilares desempenham um papel vital na obtenção de uma oclusão adequada e na distribuição uniforme das forças oclusais, minimizando o risco de complicações como a sobrecarga do implante ou a fratura da prótese.[5]

- Estética: Os pilares influenciam significativamente o resultado estético das restaurações com implantes, particularmente nos casos em que os contornos dos tecidos moles e o perfil de emergência são críticos para a obtenção de resultados de aspeto natural.[6]

- Integração dos tecidos moles: O desenho e as caraterísticas dos pilares têm impacto na resposta e integração dos tecidos moles à volta do implante. Os pilares adequadamente concebidos podem promover contornos óptimos dos tecidos moles, perfil de emergência e estabilidade, contribuindo para a preservação da saúde peri-implantar.[6]

OUTRAS TERMINOLOGIAS:

Torque ou Momento de Força

É a tendência de uma força para rodar um objeto em torno de um eixo, medida em Newton-centímetros (N-cm). Em implantologia dentária, isto é coloquialmente referido como o "aperto" com que o parafuso protético é fixado. Estão disponíveis dispositivos electrónicos ou mecânicos de medição do torque para indicar a magnitude do torque aplicado ao parafuso protético (figura 5.1).

Pré-carga ou aperto

Em implantologia dentária, a pré-carga ou fixação refere-se à força linear que um parafuso protético esticado transmite ao pilar e ao corpo do implante, mantendo os componentes unidos. A pré-carga é medida em Newtons (N). À medida que o parafuso protético é apertado, o binário aplicado é transferido para as roscas do parafuso protético e para as roscas internas do implante (Figura 5.2). Esta força fixa o pilar ao corpo do implante. A pré-carga é determinada por três factores:

- O binário, que influencia o atrito da cabeça do parafuso, o atrito da rosca e a deformação elástica (reversível) do parafuso.
- Geometria da cabeça do parafuso.
- Materiais do parafuso e do pilar, que influenciam o nível de aderência (McGlumphy et al. 1998).

O binário tem uma correlação direta com a pré-carga e é o único fator diretamente influenciado pelo médico. Até à data, não foi determinado um valor de pré-carga "ideal" para todos os parafusos protéticos. Uma vez que a pré-carga é determinada por muitos factores diferentes, recomenda-se que se sigam as diretrizes de cada fabricante para cada parafuso específico.

Binário de inversão ou binário de desativação

Esta é a quantidade de binário aplicada *no sentido contrário ao dos ponteiros do relógio* a um parafuso protético para o desapertar do implante.

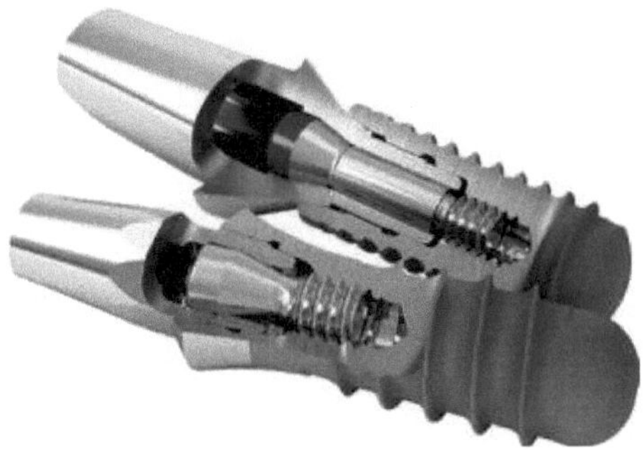

Figura 5.1 Implante, pilar e parafuso de retenção. Cortesia da Straumann. © Straumann 2013, todos os direitos reservados.

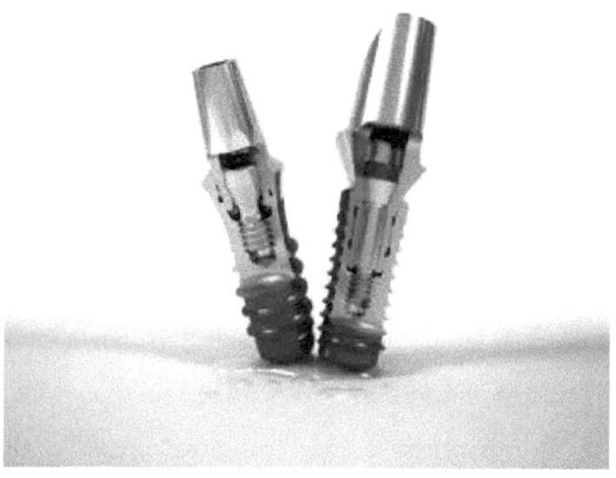

Figura 5.2 Parafuso protético de retenção. Cortesia da Thommen Medical. © Thommen Medical 2013, todos os direitos reservados.

Afrouxamento do parafuso

Isto refere-se à rotação indesejada do parafuso protético no sentido contrário ao dos ponteiros do relógio. O afrouxamento do parafuso é uma das complicações mais comuns encontradas na implantologia dentária (Ekfeldt et al. 1994). Os parafusos soltos apresentam um risco significativamente maior de fratura do parafuso. Binon e McHugh (1996) sugerem várias razões para o afrouxamento do parafuso:

- Mau aperto.
- Uma prótese inadequada.
- Mau ajuste dos componentes.
- Carga excessiva.
- Assentamento do parafuso.
- Elasticidade do osso.

Assentamento ou perda de binário

Trata-se de uma diminuição da pré-carga em resultado do polimento das roscas internas do implante e das roscas do parafuso protético. Ao contrário do afrouxamento do parafuso, o parafuso protético não se "desenrosca". As forças de fricção entre os componentes diminuem em resultado da fluência e do relaxamento da tensão, o que acabará por causar uma diminuição da pré-carga. Esta é uma ocorrência normal, que deve ser antecipada e corrigida através do reaperto do parafuso protético até à força de momento recomendada, após um determinado período de tempo. Recomenda-se que os parafusos protéticos sejam reapertados 10 minutos após a colocação inicial e, posteriormente, periodicamente (Winkler et al. 2003; Cantwell e Hobkirk 2004). A perda de binário também ocorrerá durante períodos de tempo mais longos. Recomenda-se o reaperto do parafuso protético em cada consulta de revisão. Este procedimento não demonstrou ter quaisquer efeitos prejudiciais na estabilidade da articulação do implante (Delben et al. 2011).

MECÂNICA DO PARAFUSO DO PILAR

Os parafusos protéticos são fabricados numa variedade de formas, tamanhos e materiais diferentes (Figura 5.3). É importante compreender a implicação deste aspeto no resultado protético final. Apesar de ser uma peça aparentemente pequena e simples, a mecânica do parafuso protético é bastante complexa. Literalmente, esta peça mantém o sistema de implantes unido, pelo que requer uma engenharia sofisticada para proporcionar os melhores resultados protéticos possíveis.

Forma e tamanho

Como qualquer outro parafuso, existem três componentes básicos do parafuso de retenção protético (Figura 5.4):

1. *Cabeça do parafuso:* A cabeça contém o local de encaixe da chave, que é utilizado para rodar o parafuso para a posição correta. Estão disponíveis vários tipos de locais de encaixe da chave, incluindo ranhura (cabeça chata), Phillips, Robertson (quadrado), hexagonal e estrela. De longe, o tipo mais comum utilizado em implantologia dentária é o tipo hexagonal. É extremamente importante utilizar a chave correspondente adequada para evitar que a cabeça do parafuso se descole.

2. *Haste:* A haste é a parte não rosqueada do parafuso abaixo da cabeça. O seu comprimento é variável, dependendo da geometria dos componentes que

estão a ser .

Linha: Sem entrar em demasiada complexidade, a rosca pode ter uma miríade de dimensões diferentes. Esta parte do parafuso encaixa nas roscas internas do implante e fornece as superfícies às quais a força é transmitida e convertida em pré-carga. As roscas internas do implante e as do parafuso de retenção protético devem ser 100% compatíveis.

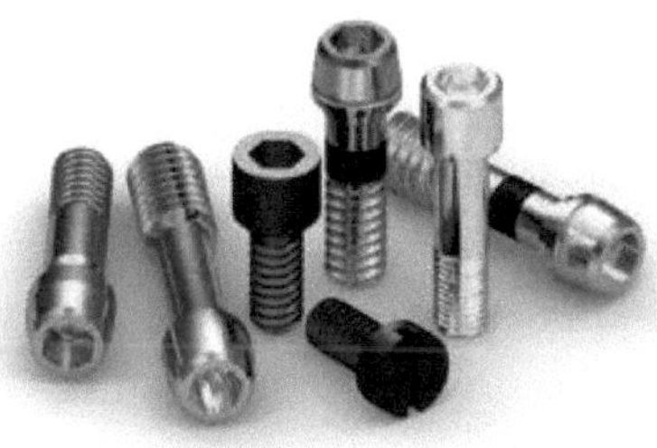

Figura 5.3 Vários parafusos protéticos de retenção. Cortesia da Dentsply. © 2013 Dentsply, todos os direitos reservados.

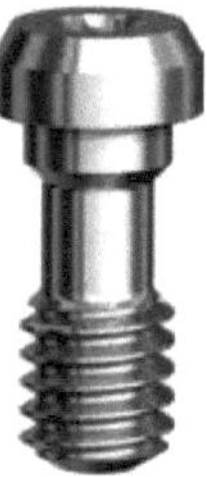

Figura 5.4 Partes do parafuso protético de retenção. Cortesia da Maxillent. © 2013 Maxillent, todos os direitos reservados.

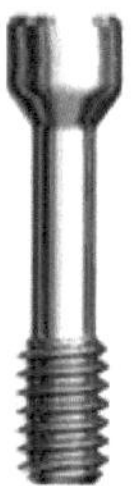

Figura 5.5 Parafusos de titânio comercialmente puro. Cortesia da Nobel Biocare. © Nobel Biocare 2013, todos os direitos reservados.

FACTORES QUE INFLUENCIAM A SELECÇÃO DO PILAR:

Vários factores influenciam a seleção de pilares em restaurações com implantes dentários e a consideração destes factores é crucial para alcançar resultados clínicos óptimos.

Os factores que influenciam a seleção do pilar incluem:

- Posição e angulação do implante: A posição e a angulação da fixação do implante influenciam a escolha do pilar para garantir um alinhamento e um perfil de emergência corretos, especialmente em casos de implantes múltiplos adjacentes.

- Espaço de restauração e desenho protético: O espaço de restauração disponível e o desenho protético pretendido (por exemplo, coroa unitária, ponte ou prótese removível) têm impacto na seleção dos pilares para obter um perfil de emergência e uma estética adequados.

- Gestão dos tecidos moles: A condição dos tecidos moles peri-implantares, incluindo a saúde e a espessura do tecido gengival, afecta a escolha do material do pilar e o design para otimizar a integração dos tecidos moles e a estética.

- Considerações oclusais: O esquema oclusal e os requisitos funcionais da restauração influenciam a seleção do pilar para assegurar contactos oclusais adequados e estabilidade.[7]

DESENVOLVIMENTO HISTÓRICO E EVOLUÇÃO

O desenvolvimento histórico e a evolução dos pilares em implantes dentários registaram avanços significativos ao longo do tempo, conduzindo a melhores resultados clínicos e a uma maior satisfação dos pacientes.[8]

O desenvolvimento histórico e a evolução dos pilares de implantes é uma viagem fascinante que contribuiu grandemente para o sucesso e a longevidade das restaurações com implantes dentários.

Os primeiros pilares de implantes: Nos primórdios dos implantes dentários, os pilares eram relativamente simples e feitos principalmente de metal, frequentemente aço inoxidável ou titânio. Eram normalmente maquinados ou fundidos e as opções em termos de personalização eram limitadas.

Surgimento da Osteointegração: O trabalho do Dr. Per-Ingvar Brånemark nas décadas de 1950 e 1960 sobre a osteointegração revolucionou a implantologia. Esta descoberta levou ao desenvolvimento de pilares que podiam ser ancorados diretamente no suporte do implante, proporcionando uma base estável e ao nível do osso.

Implantes de peça única: Durante as décadas de 1970 e 1980, houve uma mudança para os designs de implantes de uma só peça. Estes implantes tinham pilares integrais e foram concebidos para facilitar a colocação. No entanto, faltava-lhes muitas vezes a versatilidade e a personalização oferecidas pelos pilares multi-componentes.[7]

Pilares personalizados: O final do século XX assistiu a avanços significativos nos pilares personalizados. A tecnologia CAD/CAM permitiu a conceção e fresagem precisas de pilares adaptados à anatomia de cada paciente, conduzindo a melhores resultados estéticos e a um sucesso a longo prazo.

Avanços nos materiais: A evolução dos materiais dos pilares de implantes é digna de nota. Os primeiros pilares eram essencialmente metálicos. Ao longo do tempo, as cerâmicas, como a zircónia, ganharam popularidade pelas suas excelentes propriedades estéticas. Além disso, foram explorados materiais com propriedades bioactivas para promover a osteointegração.

Pilares angulados: À medida que a implantologia progredia, foram desenvolvidos pilares angulados para resolver casos com angulação desfavorável do implante. Estes pilares permitiram uma melhor colocação da coroa e uma estética melhorada.

Medicina dentária digital: O século XXI trouxe uma nova era da medicina dentária digital. A digitalização intra-oral, o planeamento virtual e a impressão 3D permitiram a criação de pilares altamente precisos e específicos para cada paciente.

Tendências emergentes: O futuro dos pilares de implantes parece prometedor. As tendências emergentes incluem pilares personalizados impressos em 3D, materiais biocompatíveis e técnicas melhoradas de gestão de tecidos moles. Estas tendências

têm como objetivo melhorar a previsibilidade e a estética das restaurações com implantes.
Ao longo desta evolução histórica, o principal objetivo tem sido melhorar o ajuste, a função e a estética dos pilares de implantes, reduzindo simultaneamente o risco de complicações. O desenvolvimento dos pilares tem acompanhado os avanços nos materiais, na tecnologia e nas técnicas clínicas, contribuindo, em última análise, para o sucesso geral e a aceitação dos implantes dentários na medicina dentária moderna.

PAPEL NAS RESTAURAÇÕES COM IMPLANTES DENTÁRIOS

Os pilares desempenham um papel crucial nas restaurações com implantes dentários, contribuindo para o sucesso global e a funcionalidade da reabilitação protética.
As principais funções dos pilares nas restaurações de implantes dentários incluem:
Ligação e suporte: Os pilares funcionam como o componente intermediário que liga a estrutura do implante à restauração protética. Proporcionam apoio e estabilidade para a coroa, ponte ou prótese final, assegurando uma distribuição de carga correta e a longevidade da restauração.[5]

Função oclusal: Os pilares desempenham um papel vital na obtenção de uma oclusão adequada e na distribuição uniforme das forças oclusais, minimizando o risco de complicações como a sobrecarga do implante ou a fratura da prótese.[5]

Estética: Os pilares influenciam significativamente o resultado estético das restaurações com implantes, particularmente nos casos em que os contornos dos tecidos moles e o perfil de emergência são críticos para a obtenção de resultados de aspeto natural.[6]

Integração dos tecidos moles: O desenho e as caraterísticas dos pilares têm impacto na resposta e integração dos tecidos moles à volta do implante. Os pilares adequadamente concebidos podem promover contornos óptimos dos tecidos moles, perfil de emergência e estabilidade, contribuindo para a preservação da saúde peri-implantar.[6]

FACTORES QUE INFLUENCIAM A SELECÇÃO DO PILAR

Vários factores influenciam a seleção dos pilares nas restaurações com implantes dentários, e a consideração destes factores é crucial para alcançar resultados clínicos óptimos. Os factores que influenciam a seleção do pilar incluem:

- Posição e angulação do implante: A posição e angulação da fixação do implante influenciam a escolha do pilar para assegurar um alinhamento e perfil de emergência corretos, especialmente em casos de múltiplos implantes adjacentes.[7]

- Espaço de restauração e desenho protético: O espaço restaurador disponível e o desenho protético pretendido (por exemplo, coroa unitária, ponte ou prótese removível) têm impacto na seleção dos pilares para obter um perfil de emergência e uma estética adequados.[7]

- Gestão dos tecidos moles: A condição dos tecidos moles peri-implantares, incluindo a saúde e a espessura do tecido gengival, afecta a escolha do material do pilar e o design para otimizar a integração dos tecidos moles e a estética (Figura 6).[7]

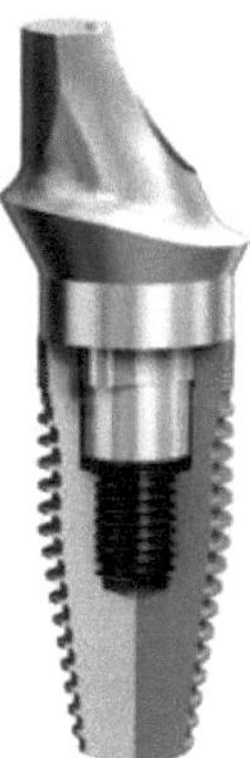

Figura 6: Implante e pilar de titânio pré-fabricado (pilar Esthetic, Nobel Biocare Services AG, Zurique, Suíça). De notar que as margens estão disponíveis com diferentes alturas de colarinho e são feitas para simular o posicionamento marginal típico

- Considerações oclusais: O esquema oclusal e os requisitos funcionais da restauração influenciam a seleção do pilar para assegurar contactos oclusais adequados e estabilidade.[7]

ORIENTAÇÕES PARA A SELECÇÃO DO PILAR

Um fator determinante com potencial para melhorar a taxa de sucesso dos implantes dentários recai tanto na fase protética como na fase cirúrgica para o tratamento de pacientes parcialmente edêntulos. A reabilitação protética bem sucedida de um implante precioso é necessária para um resultado global previsível a longo prazo. Durante as últimas décadas, foram introduzidos vários designs e materiais de pilares para facilitar uma melhor terapia protética em situações clínicas individuais[9].

Os vários critérios que afectam a seleção do pilar do implante são:

1. Geometria da interface implante-pilar: As ligações implante-pilar podem ser descritas como ligações internas ou externas. Durante a seleção do pilar com base nas conexões implante-pilar, o clínico deve considerar a topografia do osso, as caraterísticas dos tecidos moles disponíveis, o componente de força, como a rotação, os componentes protéticos necessários, particularmente para fins estéticos, e a restauração de um único implante[10].

2. Plataforma de restauração de implantes (diâmetro em mm): As plataformas de restauração de implantes são as interfaces para as ligações implante-pilar. As plataformas de restauração de implantes dentários, dependendo do fabricante, estão disponíveis em vários diâmetros que variam entre aproximadamente 3 mm e 6 mm. As plataformas de restauração de implantes são geralmente selecionadas com base no tamanho dos dentes que estão a ser substituídos. Os diâmetros das plataformas de restauração podem ser do mesmo tamanho, mais largos ou mais estreitos do que os implantes. As diferenças nos diâmetros dos componentes pilar-implante têm demonstrado um impacto na largura biológica, na altura óssea global do osso que rodeia os implantes e na estabilidade da restauração.[11]

A "troca de plataformas" foi definida como a colocação de componentes restauradores com plataformas restauradoras ligeiramente mais pequenas (diâmetro) em implantes dentários, ou seja, um pilar de 4 mm de diâmetro no topo de um implante de 5 mm de diâmetro. (Figura 7)[12]

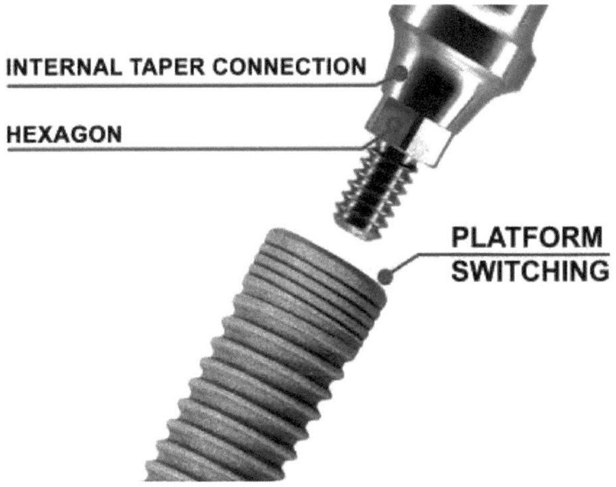

Figura 7

3. Perfil de emergência dos pilares de cicatrização/interiores (diâmetro em mm): A colocação do pilar de cicatrização baseia-se na técnica cirúrgica seguida, ou seja, colocado imediatamente durante o procedimento cirúrgico de fase única ou mais tarde no protocolo cirúrgico de duas fases para orientar a cicatrização dos tecidos moles e reproduzir os contornos e as dimensões do dente natural que está a ser substituído e para garantir o acesso às plataformas de restauração de implantes para a moldagem e colocação do pilar definitivo. Para pacientes parcialmente edêntulos, os pilares de cicatrização devem estar em conformidade com o tamanho do dente que está a ser substituído.

Em áreas onde é necessária uma estética óptima, como nos maxilares anteriores em pacientes com linhas labiais altas, podem ser utilizados pilares provisórios ou provisórios para contornar os tecidos moles peri-implantares e desenvolver perfis de emergência anatómicos e contornos de tecidos moles ideais, consistentes com os contornos dos dentes naturais.[10]

4. Orientação dos implantes:

Posição do implante: Avalia o implante em relação à prótese final e aos dentes adjacentes. O mau posicionamento do implante dentário pode ser em qualquer plano vertical, mesial/distal ou facial/lingual. Estas podem ser as razões mais comuns para a utilização de pilares personalizados. No entanto, se o implante dentário for colocado na localização planeada dos dentes, podem ser utilizados pilares pré-fabricados com resultados previsíveis e de baixo custo [12].

Angulação do implante: Este critério é particularmente importante para decidir se a restauração do implante será aparafusada ou cimentada. A principal vantagem da prótese aparafusada é a facilidade de recuperação da prótese em caso de reparação ou afrouxamento do parafuso. Na mesma situação, se o médico utilizou cimento forte (casos de próteses cimentadas) para segurar a prótese, a recuperação da prótese torna-se difícil. Mas quando se utiliza uma restauração cimentável, as angulações não são tão críticas, uma vez que não existe uma abertura de acesso ao parafuso que possa interferir com a estética e/ou função (no caso de próteses aparafusadas). No entanto, a maioria das variações anatómicas influencia as angulações do corpo do implante e, consequentemente, a seleção do pilar.[10]

5. Distância interoclusal: O espaço interoclusal corresponde à distância vertical entre a superfície superior do implante e a dentição oposta em máxima intercuspidação. Este espaço interoclusal é a altura total disponível para o pilar mais a restauração. É necessário pelo menos 2,8 mm de espaço interoclusal para restaurar um implante devido às limitações dos pilares disponíveis no mercado.
Os pilares pré-maquinados podem geralmente ser utilizados se a distância entre a plataforma de restauração do implante e as superfícies oclusais da dentição oposta for entre 5 mm e 9 mm. Se a distância inter-occiusal for superior a 10 mm, mesmo sem redução oclusal, um pilar metálico pré-maquinado pode não ser suficientemente alto para proporcionar uma retenção óptima e uma forma de resistência para uma cimentação previsível de uma coroa de implante. Neste caso, um pilar personalizado seria o tratamento de eleição porque o pilar personalizado poderia ser concebido com paredes axiais quase paralelas e com a redução interoclusal de 2 mm necessária.[11]

6. Profundidade dos tecidos peri-implantares: A altura dos tecidos ou profundidade sulcular peri-implantar é a distância entre a superfície superior do implante e a margem gengival. Isto é medido 6-8 semanas após a cirurgia da Fase 2. Idealmente, em áreas esteticamente importantes, a margem da restauração é de 1-2 mm subgengival. A altura do tecido não é tão crítica se a restauração não estiver na zona estética e se for planeada uma margem supragengival. Na área com requisitos estéticos óptimos, podem ser utilizados pilares adequados para contornar o tecido mole peri-implantar e para desenvolver um perfil de emergência ótimo.[9,10]

CAPÍTULO 5: CLASSIFICAÇÃO DOS PILARES DE IMPLANTES

O QUE ESTÁ COBERTO?
Pilares de stock e pilares personalizados
Pilares hexagonais e não hexagonais
Pilares de encaixe e pilares de não encaixe
Classificação com base nos materiais
Outras classificações

CLASSIFICAÇÃO DOS PILARES DE IMPLANTES[13-17]

Existem várias variedades de pilares de implantes disponíveis no mercado. O médico deve ter conhecimentos adequados sobre estes pilares e sobre os vários factores que afectam a seleção do pilar, para escolher o mais adequado. Cada caso de implante é diferente e o médico deve ser capaz de identificar os requisitos de cada caso individual e escolher o pilar mais adequado disponível no mercado. Estes pilares variam em termos de conexão implante-pilar, material, tipo de retenção e métodos de fabrico. Embora o conceito ideal seja a colocação de implantes guiada por próteses, muitas vezes as caraterísticas anatómicas, os requisitos estéticos, o perfil dos tecidos moles, a distribuição da carga axial, os implantes mal posicionados e muitos outros factores do doente não permitem a colocação ideal do implante.

Estes casos podem ser geridos através de uma seleção cuidadosa dos pilares, avaliando os requisitos clínicos, oferecendo assim um melhor resultado do tratamento.

Os pilares de implantes dentários são fundamentais para os aspectos funcionais e estéticos do tratamento com implantes. Têm um impacto direto no prognóstico a longo prazo desta modalidade de tratamento. Qualquer pilar pode ser dividido em três segmentos.[11]

1. Segmento de ligação da prótese: É o segmento do pilar ligado à prótese (Figura 8)

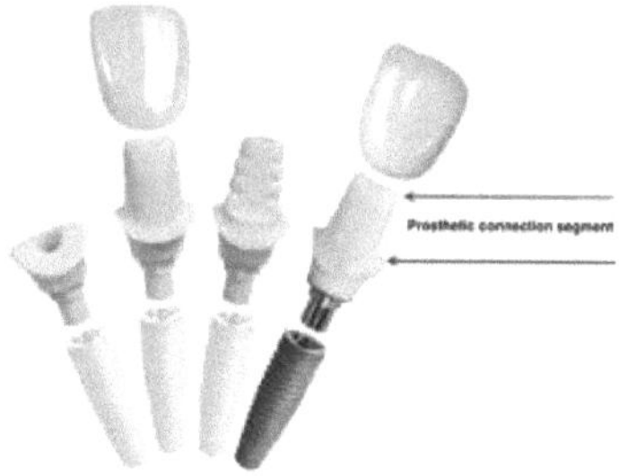

Figura 8. Cortesia de Glidewell Laboratories. © 2013 Glidewell Laboratories, todos os direitos reservados.

2. Segmento de ligação ao implante: é o segmento do pilar que se liga ao implante (Figura 9)

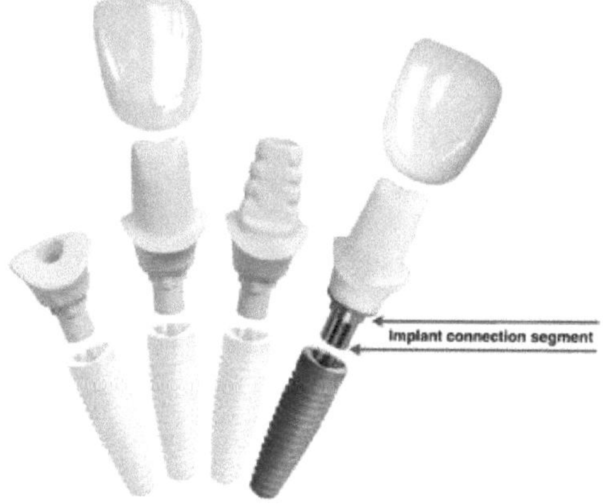

Figura 9 Segmento de ligação do implante. Cortesia de Glidewell Laboratories. © 2013 Glidewell Laboratories, todos os direitos reservados.

3. Segmento transgengival: Este é o segmento do pilar que está rodeado pelo tecido gengival acima da plataforma protética do implante (Figura 10).

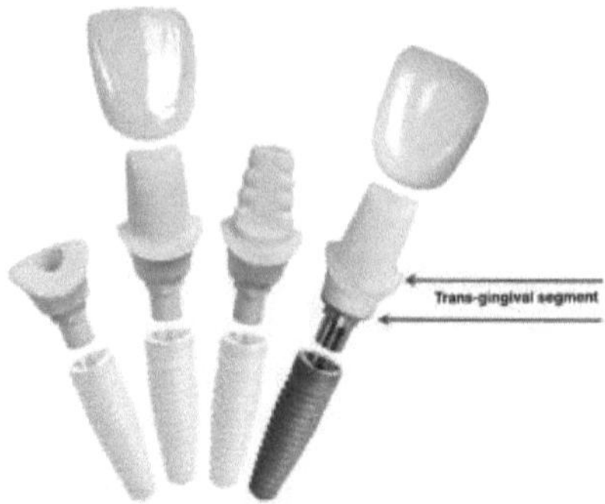

Figura 10 Segmento transgengival. Cortesia de Glidewell Laboratories. © 2013 Glidewell

A parte de ligação ao implante do pilar não deve ser alterada, mas as outras duas partes têm de ser modificadas para otimizar o resultado do tratamento com implantes. O segmento de ligação da prótese deve ser modificado com base no seguinte:

- O tamanho, a forma e o perfil de emergência da prótese.
- Os espaços inter-oclusais ou inter-cristais.
- A forma e o tamanho da papila interdentária.
- A embrasura desejável (espaço em forma de "V" entre o colo de dois dentes ou coroas que será preenchido com gengiva).
- A folga necessária baseia-se no material que será utilizado para fabricar a coroa final. É necessária uma menor redução para uma coroa de ouro e uma maior redução para coroas PFM (porcelana fundida com metal) e coroas totalmente em cerâmica.

A parte transgengival do pilar tem de ser personalizada com base no seguinte:

- A espessura da gengiva acima da plataforma protética do implante.
- O perfil de emergência desejável para o dente que está a ser substituído.
- O plano protético global.

- Objectivos de higiene e manutenção.

SISTEMA DE ESCALÕES DE IMPLANTES

O sistema de dois níveis é composto por dois componentes individuais, o implante como um componente, o pilar e a coroa como um componente ou, inversamente, o implante e o pilar num componente e a coroa num componente. Os sistemas de três camadas são constituídos por implante, pilar e coroa como componentes individuais(9

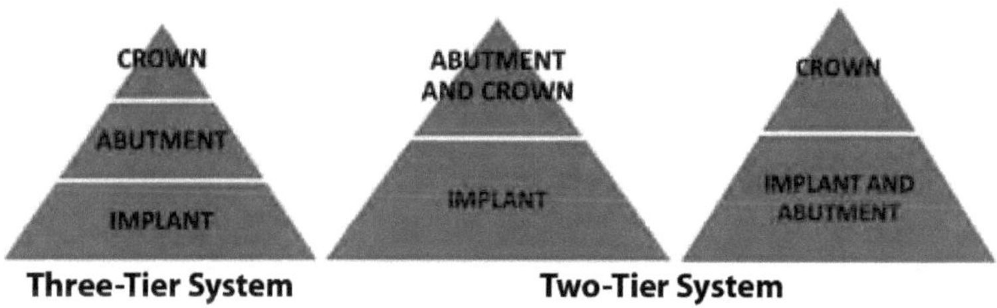

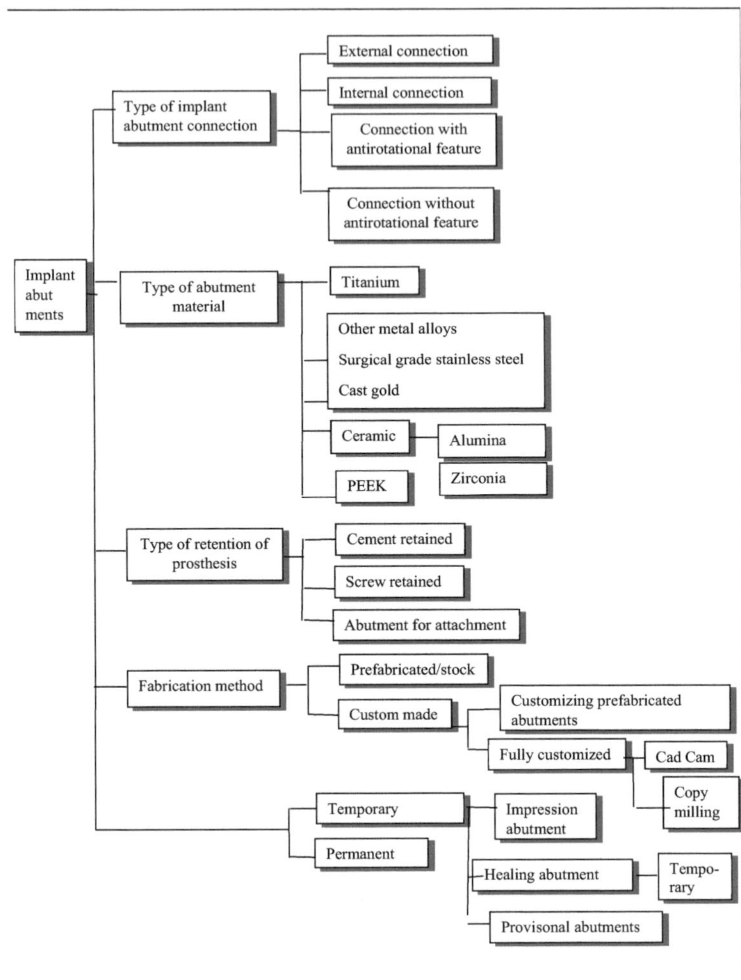

<u>Gráfico que apresenta uma visão geral dos diferentes tipos de pilares de implantes</u>

Os pilares podem ser classificados, em termos gerais, em duas formas:

1. Pilares provisórios
2. Pilares definitivos

Pilares temporários: Os pilares provisórios são normalmente produzidos de forma pré-fabricada, ou seja, são pré-fabricados à máquina. Incluem pilares de impressão, pilares de cicatrização e pilares provisórios de metal ou plástico. O clínico tem a opção de os utilizar tal como estão ou de tentar personalizá-los conforme necessário para estabelecer os contornos dentários e gengivais. Muitos destes pilares são modificados para estabelecer os contornos dos tecidos, especialmente na região estética. Estes pilares ajudam a criar o perfil de emergência, os limites estéticos e fonéticos, a posição e a cor da restauração final pretendida.

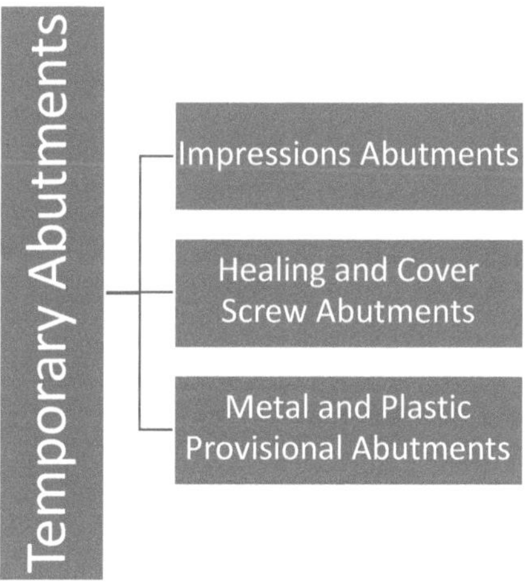

1. **Pilares de moldagem:** Os pilares de moldagem de moldeira aberta são frequentemente designados por coifas de captação ou diretas. Os pilares de moldagem de moldeira fechada são frequentemente designados por Transfer ou copings indirectos. (figura 11, 12, 13).

Factores	Transferência de coping	Pegar no Coping
Espaço Interarch	Menos espaço necessário para impressão, Adequado para zonas posteriores	Mais espaço necessário para acomodar o maior coifas

Preparação do tabuleiro	Não é necessária qualquer preparação	Deve ser perfurado para acomodar o coping
Esparadrapo Múltiplos Cópias	Não é possível	Possível
Precisão de Impressão	Possível distorção devido a as coifas têm de ser reinserido no impressão	Menos distorção porque o coping permanece no impressão. Esplintar o as coberturas não têm valor em exatidão

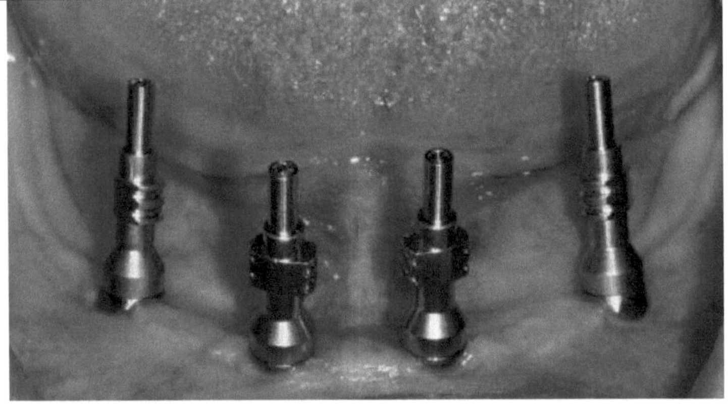

Figura 11 Coifas de impressão Cortesia do Dr. Charles Goodacre, Loma Linda

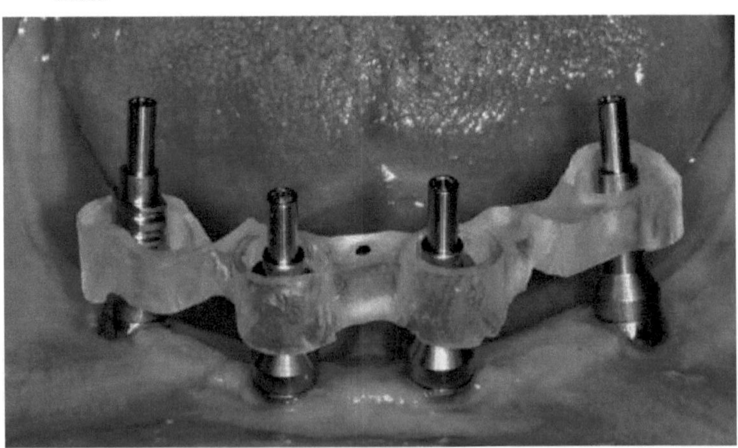

Figura 12 Coifas de impressão esplintadas Cortesia do Dr. Charles Goodacre, Loma Linda

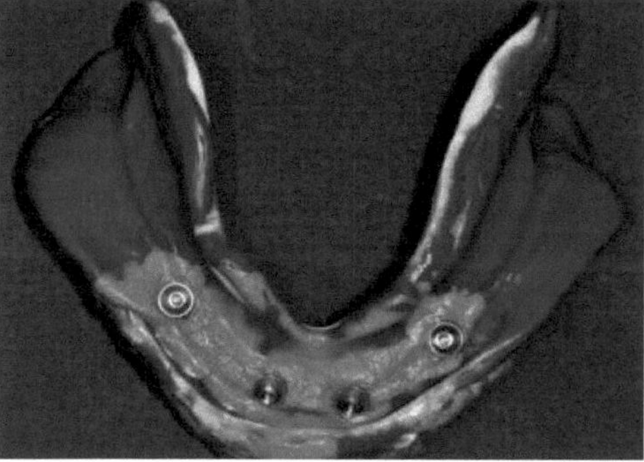

Figura 13 . Superfície de impressão final em talhe-doce

2. **Pilares de cicatrização:** São utilizados para cobrir a plataforma do implante após a colocação cirúrgica do implante e para evitar o crescimento de tecido e osso no corpo do implante. Também ajudam a estabelecer a epitelização do tecido e evitam o influxo de fluidos da cavidade oral para o corpo do implante. Podem ser utilizados como um protocolo de uma ou duas fases. (Figura 14)

Um protocolo cirúrgico de uma fase permite que o pilar de cicatrização atravesse o tecido mole de forma transmucosa e fique exposto durante a fase de cicatrização. Isto permite ao dentista aceder diretamente à plataforma do implante sem envolver uma segunda fase de cirurgia.

Um protocolo de duas fases envolve a cobertura de toda a plataforma do implante, selada com um parafuso de cobertura, sob o tecido mole e requer uma segunda cirurgia para expor o implante.

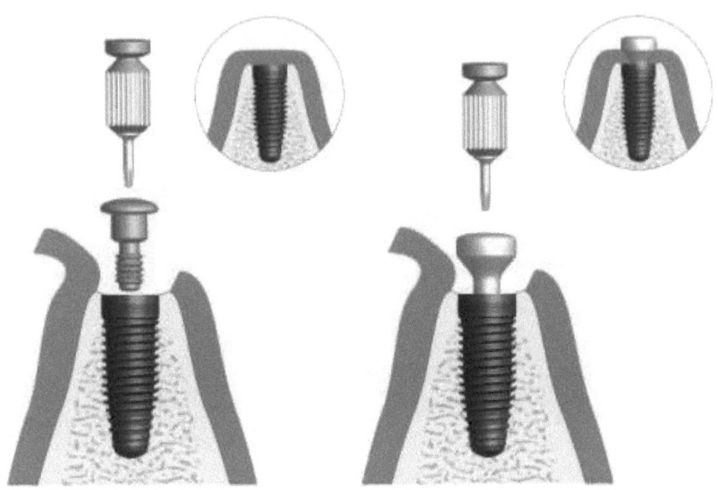

Figura 14

3. **Pilares de metal ou plástico:** Estes pilares são utilizados após a exposição da plataforma do implante e antes da restauração definitiva. São utilizados na fase provisória e ajudam a personalizar a forma, a cor, o perfil dos tecidos moles e a oclusão antes da restauração definitiva.

   Podem ser de titânio metálico, zircónio cerâmico ou PEEK (poliéter-éter-cetona) acrílico. Os pilares também podem ser de encaixe ou de não encaixe nas suas interfaces com a superfície do implante, o que pode proporcionar ao dentista a opção de os utilizar em situações de uma ou várias unidades.

   Os pilares também são fabricados num perfil anatómico padrão redondo, que segue o perfil gengival natural do paciente. Estes pilares também podem ser personalizados pelo técnico (fabrico indireto em laboratório) ou pelo dentista (fabrico direto intra-oral).

Pilares definitivos: Os pilares definitivos são utilizados para a restauração final e permanecerão no local de forma definitiva. O dentista pode optar, durante o fabrico final, por utilizar um pilar pré-fabricado padrão, um pilar moldável personalizado ou um pilar gerado por computador.

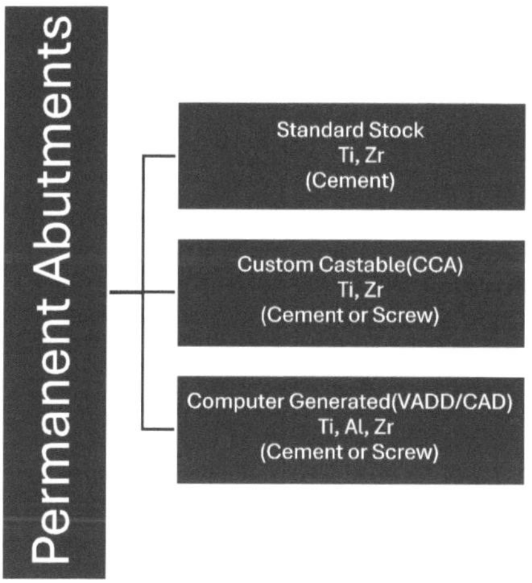

4.1 <u>Com base no método de fabrico:</u>

- Pilares de stock
    - Pilar standard
    - Pilar angulado
    - Pilar provisório
    - Pilares com várias unidades
- Pilares personalizados
    - CAD CAM
    - Pilar personalizado fundido
    - Pilar híbrido

PILARES HEXAGONAIS E NÃO HEXAGONAIS:[15]

1. Pilares hexagonais:

Definição:

Os pilares hexagonais têm um design de interface hexagonal que liga o encaixe do implante e o pilar. Esta ligação hexagonal proporciona estabilidade e impede o movimento de rotação entre os componentes. (figura 15 a)

Caraterísticas e vantagens:

- **Estabilidade:** As ligações hexagonais oferecem uma ligação estável e rígida, reduzindo o risco de micro-movimentos.
- **Precisão:** O design hexagonal permite um posicionamento preciso do pilar, contribuindo para uma colocação protética exacta.
- **Design comum:** As ligações hexagonais são amplamente utilizadas e são um padrão em muitos sistemas de implantes.

Desafios:

- **Angulação limitada:** As conexões hexagonais podem ter limitações na angulação, exigindo potencialmente a utilização de pilares angulados em casos de divergência do implante.

Pilares não hexagonais:

Definição:

Os pilares não hexagonais apresentam concepções de ligação alternativas, tais como ligações internas com várias formas, como octógono, triângulo ou cone Morse interno. (figura 15 b)

Caraterísticas e vantagens:

- **Maior angulação:** As ligações não hexagonais oferecem frequentemente opções de angulação acrescidas, permitindo uma melhor adaptação a várias situações clínicas.
- **Redução de micro-movimentos:** Alguns desenhos não hexagonais afirmam reduzir os micro-movimentos entre o implante e o pilar, promovendo a estabilidade a longo prazo.

Desafios:

- **Específico do sistema:** Diferentes sistemas de implantes podem ter conexões proprietárias não hexagonais, limitando a permutabilidade entre sistemas.
- **Menos comuns:** As conexões não hexagonais podem ser menos padronizadas em diferentes marcas de implantes.

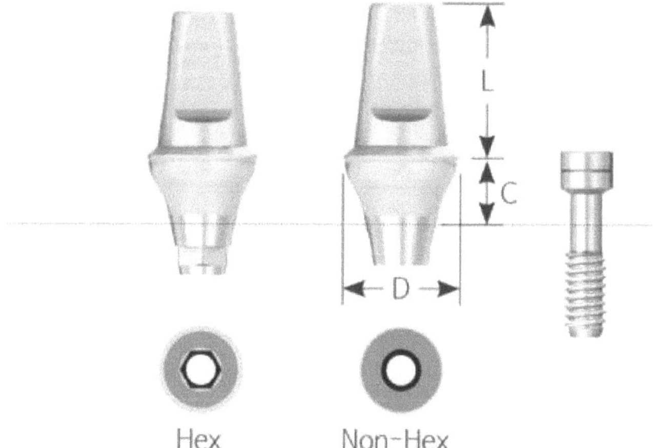

FIGURA 15 A E B

PILARES DE ENCAIXE E DE NÃO ENCAIXE:[14]

1. encaixe dos pilares dos implantes:

Definição:

Os pilares de encaixe têm uma conexão que cria um encaixe mecânico entre o dispositivo de fixação do implante e o pilar. Este encaixe pode ser conseguido através de vários designs, incluindo hexagonal, octogonal ou qualquer outra conexão de encaixe. (figura 16)

Caraterísticas e vantagens:

- **Estabilidade:** Os pilares de encaixe proporcionam estabilidade através de um ajuste mecânico preciso, reduzindo a possibilidade de micromovimentos.
- **Design comum:** Muitos sistemas de implantes utilizam ligações de encaixe como padrão, assegurando uma disponibilidade generalizada.
- **Versatilidade:** Os pilares de encaixe estão disponíveis em várias formas e desenhos, oferecendo versatilidade nas opções de restauração.

Desafios:

- **Angulação limitada:** À semelhança dos pilares hexagonais, os pilares de encaixe podem ter limitações na angulação, exigindo potencialmente pilares angulados para implantes divergentes.

2. Pilares de implantes não envolventes:

Definição:

Os pilares sem encaixe não têm um encaixe mecânico entre o implante e os componentes do pilar. A conexão pode ter um ajuste de folga, dependendo do parafuso para estabilização sem contacto direto entre os componentes. (FIGURA 16)

Caraterísticas e vantagens:

- **Opções de angulação aumentadas:** Os pilares sem encaixe oferecem frequentemente opções de angulação aumentadas, aumentando a flexibilidade em situações clínicas difíceis.
- **Facilidade de utilização:** A ausência de um ajuste mecânico rigoroso pode simplificar o processo de restauração, especialmente em situações em que o alinhamento preciso é um desafio.

Desafios:

- **Potencial para micromovimentos:** Os pilares sem encaixe podem ter um risco ligeiramente superior de micromovimentos devido à ausência de um encaixe mecânico.
- **Específico do sistema:** A compatibilidade dos pilares não engatados pode ser específica do sistema, limitando a permutabilidade.

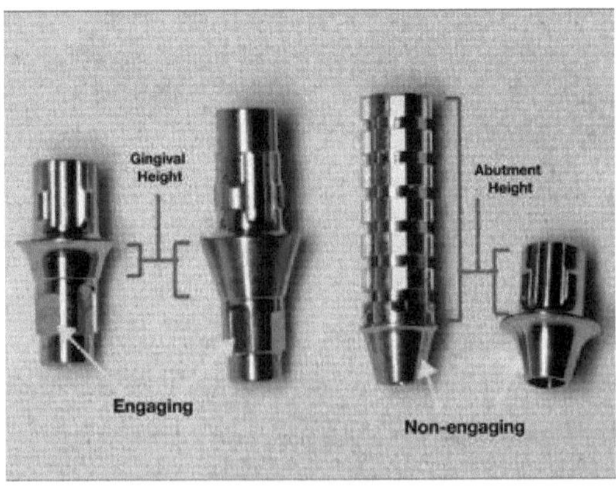

FIGURA 16

CLASSIFICAÇÃO DOS PILARES EM IMPLANTES DENTÁRIOS COM BASE NOS MATERIAIS:

- Titânio:

  - maquinado - polido

  - Laser-Lok.
- Aço inoxidável de qualidade cirúrgica.
- Ouro fundido.
- Zircónio.
- Poliéter-éter-cetona (PEEK). (Figura 17)

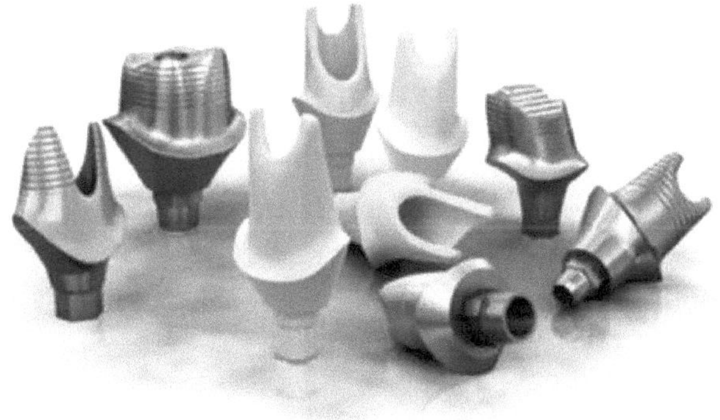

Figura 17. Diferentes tipos de pilares fabricados em diferentes materiais pela Dentsply Implants.

OUTRA CLASSIFICAÇÃO

Classificação com base no tratamento de superfície:

a. Pilares jato de areia e gravados com ácido (SLA):

b. Pilares tratados com laser:

Classificação com base na zona estética:

a. Pilares transmucosos:

b. Pilares da cor da gengiva:

Com base na angulação:

1. Pilares rectos
2. Pilares angulados

Com base no número de unidades:

1. Peça única
2. Duas peças

Com base no modo de retenção:

1. Parafuso retido
2. Cimento retido

Baseado em Anexos:

1. Fixação do O-ring
2. Fixação de barra
3. Fixação do localizador
4. Fixação magnética [16,17]

CAPÍTULO 6: TUDO SOBRE PILARES DE STOCK

O QUE ESTÁ COBERTO?

Pilares de stock:

- ***Pilares standard***
- ***Pilares angulados***
- ***Pilares provisórios***
- ***Pilares com várias unidades***

PILARES DE STOCK:

Nos últimos 35 anos, o número e a variedade de pilares de implantes pré-fabricados aumentou significativamente. As substituições de dentes curtos e unitários com implantes Branemark foram relatadas pela primeira vez por Jemt em 1986, utilizando pilares modificados. No mesmo ano, Sullivan (1986) e Krogh (1986) publicaram artigos independentes sobre o tratamento de áreas parcialmente edêntulas com próteses fixas suportadas por implantes[18].

Evolução cronológica dos pilares pré-fabricados

O pilar Branemark original era um cilindro oco com um hexágono interno acoplado que se fixava sobre a parte superior do implante e se projectava através do tecido mole, sendo fixado com um parafuso de pilar que era apertado no lugar. Este pilar "standard", também conhecido como "flat top", apresentava-se numa variedade de alturas e destinava-se principalmente a suportar uma prótese fixa híbrida. O desenho da prótese incorporava cilindros de ouro maquinados que eram fundidos como parte de uma estrutura metálica destinada a receber porcelana que se encaixava intimamente no pilar padrão e era mantida no lugar com parafusos protéticos de ouro.[1]

Historicamente, os primeiros designs de pilares cimentáveis para próteses parciais fixas eram pilares cónicos roscados que eram aparafusados no corpo do implante dentário. Fabricantes como a Core-Vent, Calcitek e Implant Innovations introduziram pilares aparafusados de uma peça para fixar coroas e pontes cimentadas (Niznick e Misch 1988). Estes componentes eram apertados à mão ou com catraca na área de recesso roscada dentro do implante. Os desenhos iniciais não tinham qualquer elemento anti-rotativo incorporado. Alguns fabricantes incorporaram a temporização da rosca para que, se fosse incorporado um plano de indexação no pilar, a mesma orientação pudesse ser obtida repetidamente. O pilar podia ser modificado dentro ou fora da boca para corrigir pequenas alterações de angulação e modificações verticais de altura. O realinhamento e orientação perfeitos eram muitas vezes difíceis com estes desenhos e ocorria o afrouxamento do pilar.[18]

Outra abordagem inicial consistia em cimentar a haste do pilar num recesso dentro do corpo do implante (Niznick e Misch 1988). Modificações adicionais levaram a uma combinação de recesso roscado/cimentável no interior do corpo do implante. O colo de alguns dos pilares tinha uma cintura de menor diâmetro que permitia a flexão para alterar a angulação da cabeça. Isto colocava alguns desafios se o pilar se soltasse e tivesse de ser novamente cimentado ou tivesse de ser removido se o colo do pilar se fracturasse.[3]

Algumas empresas de implantes criaram pilares "standard" adicionais com casquilhos de comprimento mais curto que podiam ser utilizados para aplicações de coroas e pontes. Mesmo com estes componentes adicionais, as aplicações de coroas e pontes eram severamente limitadas do ponto de vista estético. Uma vez que o tamanho da plataforma do pilar aparafusado coincidia normalmente com o do implante, o perfil de emergência resultante da restauração metalo-cerâmica não reproduzia o de um dente natural. No entanto, foram feitos esforços consideráveis por muitos clínicos e técnicos para ultrapassar esta limitação com barras fresadas personalizadas, subestruturas e superestruturas metalo-cerâmicas.[19]

Ocorreu um avanço significativo com o desenvolvimento do pilar UCLA de plástico (Lewis et al. 1988, 1992). Este desenho eliminou a necessidade de um componente interveniente, uma vez que encaixava diretamente na interface hexagonal do implante. Inicialmente consistia numa manga de plástico que podia ser modificada com cera e fundida em metal-cerâmica para suportar a porcelana. O componente também tinha um parafuso de fixação maior que resistia a cargas de flexão muito mais elevadas. Foi possível incorporar várias unidades de suporte de implantes numa prótese parcial fixa (FPD) em metal-cerâmica com um perfil de emergência natural mais agradável e maior resistência ao afrouxamento. A maior desvantagem do pilar era o erro de fundição inerente na interface implante-pilar (Kan et al. 1999; Silveira et al. 2002).[19]

O passo lógico seguinte ocorreu quando uma manga do tipo UCLA foi pré-fabricada num pilar de chaminé metálico com vários planos. Serviu como um pilar autónomo que acomodaria uma restauração cimentada com PFM. A restauração resultante tem um perfil de emergência mais aceitável e não tem orifício de acesso ao parafuso para comprometer a superfície oclusal. Outra vantagem significativa dos pilares metálicos pré-formados de stock em relação aos pilares de plástico fundido é o melhor ajuste da interface implante-pilar. Este desenho levou a que outros seguissem o exemplo com desenhos mais favoráveis à prótese que incorporavam ligeiras conicidades (2 a 5 graus) (Byrne et al. 1998).[20]

Os clínicos e os fabricantes reconheceram rapidamente que os pilares que permitiam alterações de angulação eram uma necessidade (Drago 1991). Os sistemas de implantes com interfaces implante-pilar anti-rotacionais introduziram pilares de duas peças que consistiam num parafuso de fixação do pilar e num componente de pilar clínico angulado que mudava a direção do eixo longo do implante para um ângulo de desvio especificado. Isto é mais útil na arcada maxilar onde o eixo da raiz do incisivo está a cerca de 60 graus com o plano horizontal e progride com um ângulo menos agudo posteriormente ao segundo molar (Chandra et al. 2008).[21]

Uma vez que a colocação de um implante segue normalmente o eixo central do processo alveolar, o eixo do implante projetado penetraria no aspeto facial ou vestibular das coroas clínicas. Para evitar este facto, estão disponíveis pilares com desvios de angulação que variam entre 12 e 30 graus. Na maior parte dos casos, os pilares pré-fabricados necessitam ainda de alguma modificação. Normalmente, envolve uma redução na altura e a modificação do alinhamento da parede com os pilares adjacentes para facilitar o desenho. Inicialmente, o pilar angular podia ser rodado para seis locais de rotação diferentes no hexágono. A capacidade de rotação adicional foi disponibilizada em alguns sistemas duplicando os pontos de indexação hexagonais dentro do recesso, permitindo 12 localizações de rotação diferentes no hexágono do implante.[3]

Com o advento das ligações internas, o design específico do engate, quer seja um design interno hexagonal ou trilobado, dita o desvio rotacional específico.

Para além de incorporar alterações de angulação, foi adicionado um colar cervical a praticamente todos os pilares pré-fabricados, o que permitiu uma alteração no perfil de emergência. O pilar angulado requer normalmente um colar cervical do pilar que seja estreito na face e mais alto na lingual para acomodar a alteração no ângulo de encaixe das coroas clínicas. Está normalmente disponível uma variedade de alturas de colarinho que permitem a seleção com base na espessura da mucosa. Também incorporado na parte vertical da maioria dos pilares está um plano de indexação que torna a orientação da coroa muito mais fácil.[18]

Os pilares de stock são pilares pré-fabricados que existem em vários tamanhos, configurações e materiais. Oferecem comodidade e eficácia em termos de custos na implantologia dentária. Compreender as vantagens, limitações e considerações clínicas associadas aos pilares de stock é crucial para os clínicos e investigadores optimizarem os resultados do tratamento com implantes.
Os pilares de stock oferecem as seguintes vantagens

- Disponibilidade: Os fabricantes de implantes disponibilizam facilmente pilares em stock, permitindo um planeamento eficiente do tratamento e um fluxo de trabalho simplificado.
- Custo-efetividade: Em comparação com os pilares personalizados, os pilares de reserva são geralmente mais económicos, o que os torna uma opção rentável para determinadas situações clínicas.
- Facilidade de utilização: Os pilares de stock foram concebidos para se adaptarem a vários sistemas de implantes, simplificando o processo de restauração e reduzindo o tempo de consulta.

No entanto, os pilares de stock têm certas limitações e considerações:

- Personalização limitada: Os pilares de stock podem não se adaptar totalmente a posições específicas dos implantes, angulações ou contornos de tecidos moles, levando a uma estética ou função comprometida em casos complexos.
- Perfil de emergência: A obtenção de um perfil de emergência ótimo com pilares de stock pode exigir ajustes adicionais na cadeira ou comprometer o resultado estético final.
- Gestão dos tecidos moles: O desenho dos pilares de stock pode ter impacto na resposta dos tecidos moles, particularmente em casos com biótipo gengival fino ou exigências estéticas desafiantes [18,19,20].

PILARES DE STOCK NORMALIZADOS:

Os pilares de reserva são pilares pré-elaborados que podem ser modificados pelo dentista ou pelo técnico de laboratório. As empresas de implantes fabricaram recentemente pilares de stock para tentar reduzir o tempo de preparação pelo dentista. Isto incluiu pilares que são moldados mais de acordo com os contornos naturais da coroa e são denominados pilares estéticos. (Figura 18)[3]

Além disso, estes pilares também são fornecidos numa variedade de angulações para lidar com problemas de posicionamento do implante. Os pilares padrão variam consoante o fabricante e apresentam-se como restaurações de pilares fixos e removíveis, cada um com as suas próprias indicações. [5,6]

Os pilares fixos incluem os pilares Snappy, os pilares Multi-unit, os pilares Esthetic, os pilares Procera, os pilares Gold adapt e os pilares para um único dente. Os pilares removíveis são Locator, pilares GPS, ERA, Mini ERA, encaixes de bola, ZAG, etc.[9]

TIPOS:[21]

a. Pilares standard: Pilares de forma regular disponíveis em vários tamanhos e angulações.

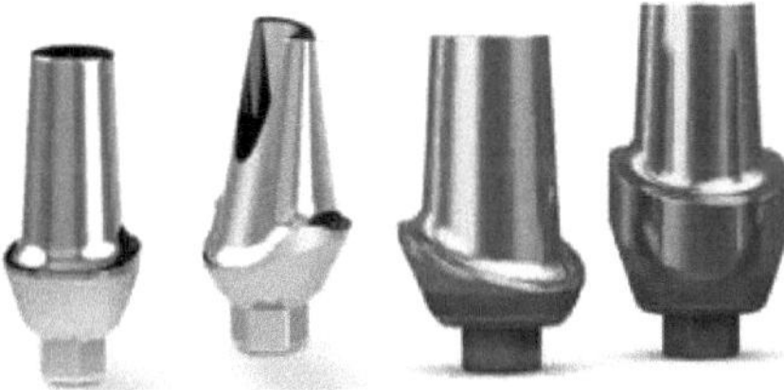

Figura 18. Pilares rectos. Laboratories, todos os direitos reservados.

b. Pilares angulados: Estes pilares têm um desenho pré-angulado para acomodar a colocação de implantes em situações anguladas, permitindo um melhor posicionamento e estética do implante. (Figura 19)

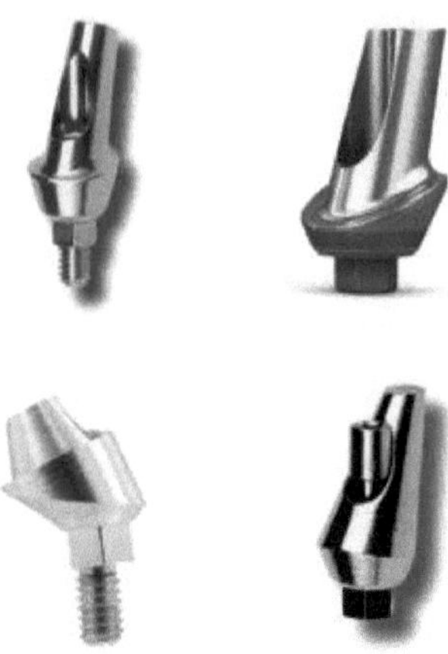

Figura 19. Pilar de stock angular

PILARES ANGULADOS

Um pilar cujo corpo não é paralelo ao longo eixo do implante. É utilizado quando o implante tem uma inclinação diferente em relação à prótese proposta

Um implante pode ser colocado numa inclinação diferente em relação à prótese proposta devido a várias restrições anatómicas na condição clínica existente.

Atualmente, há várias considerações a ter em conta ao colocar um implante. Estas incluem a largura, a altura, o ângulo da crista óssea residual, a presença de rebaixos ósseos, a forma da arcada e as relações maxilo-mandibulares. Além disso, a localização de estruturas anatómicas como o canal mandibular na mandíbula e a proximidade dos seios paranasais na maxila também ditam o alinhamento do implante.[24]

Quaisquer condições clínicas desfavoráveis podem ser tratadas cirurgicamente através de procedimentos de aumento ósseo, elevação do seio nasal e reposicionamento do nervo. Os meios não cirúrgicos incluem

- Alteração da localização prevista do implante
- Inserção/colocação do implante numa trajetória angular[25]

Embora, idealmente, os implantes devam ser alinhados verticalmente com as forças axiais e colocados paralelamente uns aos outros e aos dentes adjacentes, podem surgir situações em que existe uma diferença entre o eixo longo planeado do implante e o eixo longo do dente protético planeado. Nestas situações, pode ser utilizada a estratégia de compensação da angulação do pilar, se a estética, a biomecânica e a biologia dos tecidos favorecerem a colocação do implante numa trajetória angulada[24,25].

Para além disso, os pilares angulados facilitam a colocação de implantes com maior largura e altura, evitam a intervenção cirúrgica, reduzem o tempo de tratamento, reduzem os custos e permitem tratar um maior número de pacientes que, de outra forma, não poderiam ser tratados com a técnica convencional.[25]

PROBLEMAS DE ANGULAÇÃO

Os pilares angulados podem ser pré-fabricados e estão disponíveis comercialmente com angulações variáveis de 15° a 35°. Vários fabricantes oferecem pilares que variam de 0° a 60°. No entanto, é aconselhável utilizar pilares angulados para corrigir angulações dentro de 15°. (Figura 20)[24]

As angulações bucolinguais dos implantes que variam entre 0°-15° são fáceis de corrigir com componentes pré-angulados. As angulações superiores a 15° podem ser corrigidas com peças pré-anguladas ou com componentes feitos à medida. Uma angulação de 15° de um pilar pré-fabricado pode criar paralelismo entre pilares adjacentes. Adicionalmente, a correção da trajetória de um implante com um pilar angulado a 15° pode deslocar uma restauração aproximadamente 1,0 a 1,5 mm no aspeto oclusal, e um pilar de 25° pode deslocá-la 2,0 a 2,5 mm.[24,25]

Os problemas de angulação mesiodistal podem ser corrigidos reduzindo o lado da coifa de transferência. Se a angulação for demasiado severa, o clínico pode selecionar um pilar angulado com base na inspeção visual da angulação do implante.[25]

A seleção e a utilidade do pilar angulado também podem depender do mecanismo interno dos implantes, que pode ser diferente para diferentes sistemas, por exemplo, triângulo trilobado, hexágono, octógono, etc.[24,25,26]

Um implante, que utiliza o mecanismo interno de um triângulo com três lóbulos, permite apenas três posições possíveis para angular o pilar. O ângulo do pilar só pode ser posicionado na direção da base do triângulo, ou seja, a 180° do ápice. Assim, um implante que é colocado cirurgicamente demasiado para a lingual e a base do triângulo está na posição lingual, uma orientação vestibular necessária para corrigir a angulação incorrecta não pode ser alcançada com um pilar pré-fabricado. Nesta situação, seria indicado um pilar personalizado.[26]

O conceito de medir o ângulo do pilar necessário aquando da inserção do implante foi desenvolvido em 1986. O desenvolvimento mais recente do conceito de medição de ângulos no momento da inserção do implante é com um sistema que utiliza um cone *Morse* para ligar o pilar ao implante, o que faz com que um implante com alhetas esteja equipado com uma parede cónica de 5°, um pilar de peça única. Proporciona uma estabilidade quase inamovível, tanto em desenhos rectos como angulados, através de uma batida firme para resistir à rotação e até à remoção.[25]

Estão disponíveis indicadores de direção que variam de 0 a 37,5 graus em vários incrementos. Estes encaixam no orifício do parafuso de cobertura para permitir a seleção do ângulo do pilar. Rodam livremente em torno dos eixos longitudinais do implante para um número infinito de pontos de rotação (Figura 21) [24].

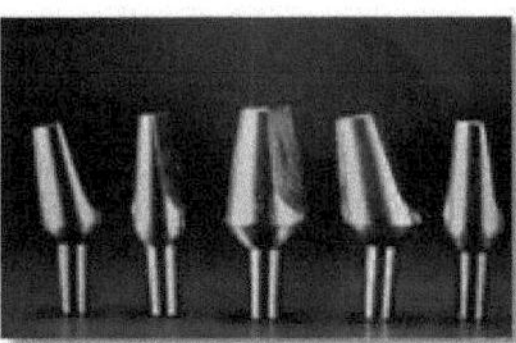

Figura 20

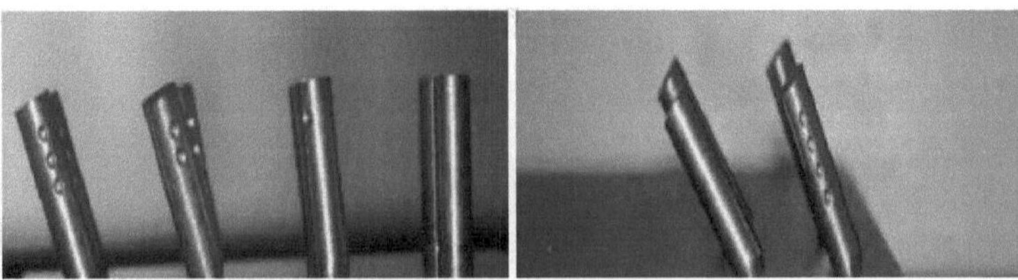

Figura 21

Indicadores de direção [26]

Os pilares angulados também podem ser fabricados por medida, podendo os técnicos de laboratório fabricá-los de acordo com o contorno pretendido para obter um resultado protético satisfatório.

A tecnologia CAD-CAM também foi introduzida para permitir que os pilares de titânio sejam fresados de acordo com requisitos específicos[27,28].

É um facto estabelecido que as cargas oclusais devem ser dirigidas o mais próximo possível do eixo longo do dispositivo de fixação. As cargas fora do eixo podem exercer grandes tensões no osso, induzindo assim a reabsorção óssea à volta do implante.

O carregamento de um implante num pilar angulado é maioritariamente fora do eixo, o que suscita preocupações relativamente às tensões prejudiciais exercidas sobre o osso e o implante.

Clinicamente, os pilares angulados têm sido considerados como uma opção de restauração viável quando os implantes não são colocados em posições axiais ideais.

Foram realizados vários estudos para determinar a tensão no osso e nos componentes protéticos após a utilização de pilares angulados. Os estudos efectuados através da análise de tensão fotoelástica mostraram que os pilares rectos exerciam tensão no ápice, enquanto os pilares angulados manifestavam tensão oposta ao lado em que a carga era aplicada.[28]

Além disso, as forças de compressão e tração eram maiores à medida que a angulação do pilar aumentava de 0° para 35°, mas as deformações produzidas por elas estavam dentro da tolerância fisiológica do osso e, portanto, não eram prejudiciais.[27]

Abutment angulation (in degrees)	Compressive forces (in microstrains)
0	352
15	942
25	1,126
30	1,246
35	1,325

Brosh e colegas utilizaram extensómetros para avaliar a influência da angulação do pilar (0°, 15° e 25°) nas tensões no osso. Relataram que, quando compararam pilares angulados com pilares rectos (implantes individuais, não aplanados), os extensómetros demonstraram um aumento de três vezes na tensão de compressão a 15° e um aumento de 4,4 vezes a 25° quando foram utilizados pilares angulados.[25-28]

Kao e colegas[10] realizaram um estudo FEA e observaram que uma angulação do pilar de 15° a 25°, em comparação com um pilar direito, aumentava a tensão na cortical crestal em 12% e 18%, respetivamente.

Indicações para implantes angulados[26]

- Substituição de um único dente na região frontal do maxilar
- Prótese fixa sobre implantes para extensão distal na maxila
- Próteses fixas sobre implantes no maxilar
- Overdentures na maxila desdentada
- Próteses parciais fixas sobre implantes em extensão distal na mandíbula
- Direção errada da preparação para implantes
- Problemas anatómicos ocasionais para a colocação de implantes rectos

4.3 Pilares provisórios: [9]

Estes pilares foram concebidos para restaurações temporárias durante a fase de cicatrização, proporcionando apoio e estética até à colocação da restauração definitiva. (Figura 22)

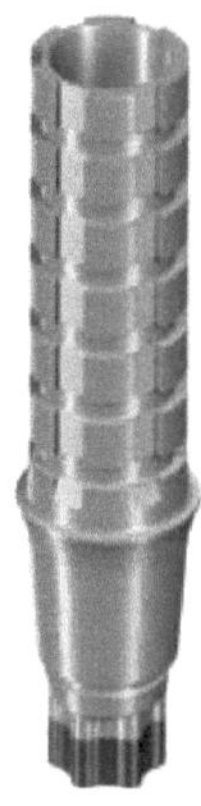

Figura 22. Pilar provisório, cortesia do grupo Straumann

Pilares Multi-Unidade:[9]

Estes pilares são utilizados para próteses fixas ou removíveis suportadas por implantes que envolvem vários implantes adjacentes, permitindo um paralelismo e uma melhor estabilidade da restauração. (Figura 23)

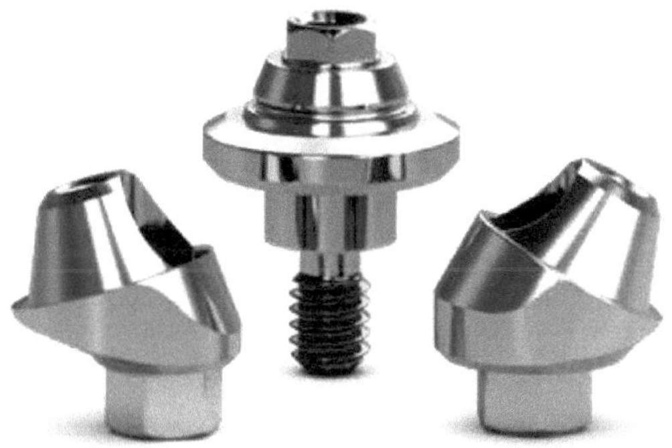

Figura 23. Pilares com várias unidades, cortesia da BIOHORIZON

CAPÍTULO 7: PILARES PERSONALIZADOS

O QUE ESTÁ COBERTO?
PILARES PERSONALIZADOS:
- ***Pilares CAD- CAM***
- ***Pilares personalizados fundidos***
- ***Pilares híbridos***

Os pilares personalizados são pilares concebidos e fabricados individualmente que são especificamente adaptados à restauração de implantes de cada paciente. Oferecem várias vantagens, incluindo uma estética melhorada, uma melhor integração dos tecidos moles e uma maior flexibilidade de restauração. Os pilares personalizados podem ser fabricados utilizando várias técnicas, como o desenho assistido por computador e o fabrico assistido por computador (CAD/CAM) ou a fundição.[30]

Os principais aspectos dos pilares personalizados incluem:[31]

- Desenho individualizado: Os pilares personalizados são concebidos com base na posição específica do implante, angulação, contornos dos tecidos moles e considerações estéticas do paciente, resultando num ajuste personalizado e numa restauração global melhorada.
- Encaixe marginal preciso: Os pilares personalizados proporcionam um ajuste marginal preciso, minimizando o risco de fuga bacteriana, inflamação peri-implantar e potenciais complicações.
- Gestão dos tecidos moles: O perfil de emergência e o contorno dos pilares personalizados podem ser optimizados para suportar uma arquitetura de tecidos moles de aspeto natural, resultando numa estética melhorada e numa maior integração dos tecidos moles.
- Flexibilidade de restauração: Os pilares personalizados oferecem uma maior flexibilidade na escolha dos materiais protéticos finais, tais como coroas ou pontes totalmente em cerâmica, uma vez que o desenho do pilar pode ser personalizado para acomodar a restauração escolhida.

As situações que podem exigir pilares personalizados podem incluir:[30,31,16]

(1) Se o espaço de restauração interoclusal for insuficiente.

(2) Se houver um problema de correção de ângulo superior a 15°.

(3) Se a altura do colo necessária for superior em mais de 1 mm à maior altura de colo oferecida pelo fabricante do implante.

(4) Se for necessário reproduzir o perfil original da secção transversal do dente para obter um perfil de emergência ideal.

(5) Se for necessário ferrar três ou mais implantes.

Nestas situações, a personalização do pilar do implante pode ser mais vantajosa, uma vez que os pilares de stock padrão podem não ser capazes de acomodar as alterações corrigidas necessárias.

TIPOS DE PILARES PERSONALIZADOS:[12]

Pilares CAD/CAM:[32]

Pilares personalizados concebidos e fabricados com recurso à tecnologia de conceção e fabrico assistido por computador.

A tecnologia CAD/CAM foi incorporada na produção de pilares e estruturas de implantes na década de 1980, e estes pilares estão a mudar fundamentalmente os actuais protocolos de restauração.

O CAD/CAM introduziu métodos de fabrico da impressão final com métodos digitais de moldagem e digitalização e, em seguida, fresagem de ligas metálicas pré-fabricadas para produzir uma restauração mais precisa do que os métodos tradicionais de fundição[30].

Alguns dos sistemas CAD/ CAM habitualmente utilizados são

- Noble Procera (Figura 24)
- Bella TekEndocde
- Straumann CARES
- Atlântida

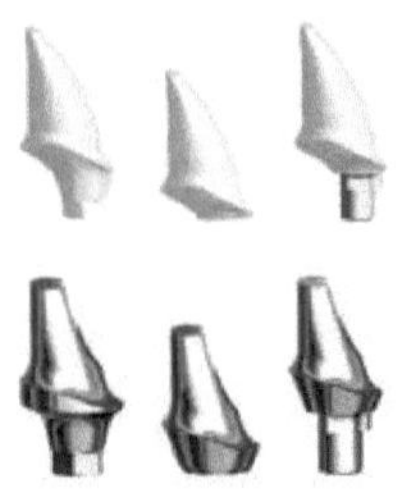

Figura 24

Pilares de fundição personalizados:

Descrição: Pilares personalizados criados através da fundição de uma liga metálica numa réplica da fixação do implante.[28]

São mais frequentemente utilizados em situações em que não é possível utilizar pilares de reserva para corrigir problemas de angulação extrema ou para lidar com designs de pilares corretivos para acomodar designs de copas e coroas adequados.

Estes pilares são encerados pelo técnico de acordo com os contornos necessários e adaptados ao espaço de restauração. Tendem a ser bastante trabalhosos e dispendiosos. Utilizam pilares UCLA, adaptados a ouro ou fundidos para o processo de fundição[30,33,34].

Pilares híbridos:

Descrição: Pilares personalizados que combinam diferentes materiais, como uma base de titânio e um colar de cerâmica ou zircónia.[35,36]

O pilar híbrido é um pilar LS2 fresado individualmente que é cimentado na base de Ti. A forma, o perfil de emergência e as propriedades estéticas deste pilar podem ser ajustados de forma ideal à situação clínica.[37]

As coroas de pilar híbridas caracterizam-se pela combinação de um pilar e de uma coroa monolítica numa só peça. Esta é uma solução dois-em-um eficiente feita de dissilicato de lítio (LS2), que é diretamente cimentado a uma base de Ti. (Figura 25)

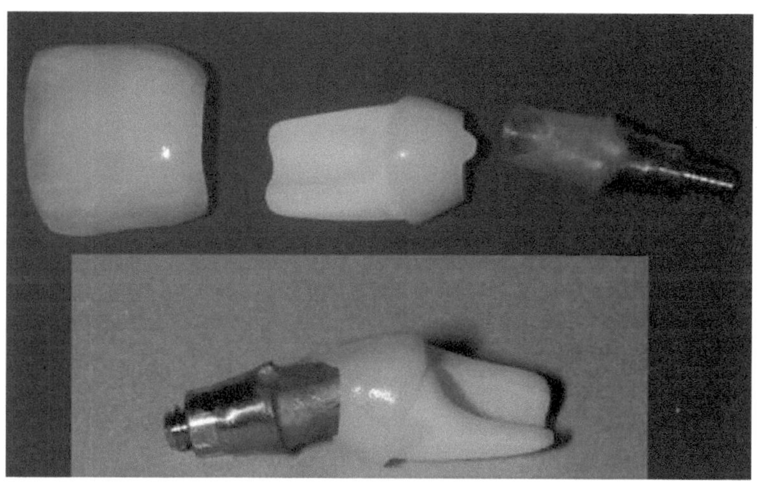

Figura 25: Pilares híbridos.

CAPÍTULO 8: MATERIAIS PARA PILARES

O QUE ESTÁ COBERTO?

Materiais dos pilares

- ***Pilares de titânio***
- ***Pilares de zircónio***
- ***Pilares em liga metálica***
- ***Pilares em cerâmica***
- ***Pilares em polímero***
- ***Análise comparativa dos materiais dos pilares***

Titanium Abutments:[15,26,30,31,32]

Os pilares de titânio são amplamente utilizados em restaurações de implantes dentários devido à sua excelente biocompatibilidade, resistência à corrosão e propriedades mecânicas. Proporcionam uma base sólida para os componentes protéticos e apoiam a estabilidade a longo prazo.

Vantagens: Elevadas taxas de sucesso, integração favorável dos tecidos moles e estabilidade a longo prazo

Limitações: Potencialmente, a cor acinzentada é visível em biótipos gengivais finos.

Titânio

O titânio é o único elemento que oferece a combinação única de resistência, leveza e biocompatibilidade devido às suas aplicações resistentes à corrosão, de elevada resistência e biocompatíveis. As propriedades mecânicas do titânio CP são influenciadas por pequenas adições de oxigénio e ferro. Através de um controlo cuidadoso destas adições, os vários graus de titânio CP são produzidos para dar propriedades adequadas a diferentes aplicações. O titânio CP com os níveis mais baixos de oxigénio e ferro produz o tipo de material mais maleável, enquanto que um teor de oxigénio progressivamente mais elevado resulta em níveis de resistência mais elevados.

Cor [1,2,3,29]

Os pilares de titânio são fornecidos com um revestimento de cor prateada ou dourada. (figura 26)

O revestimento dourado sobre a superfície do pilar é designado por nitreto de titânio. O revestimento de nitreto de titânio (TiN; por vezes conhecido como "Tinite", "TiNite" ou "TiN") é criado por um processo de revestimento de plasma no qual os iões de titânio e nitrogénio são combinados com o TiN e, em seguida, ligados molecularmente ao substrato de titânio do pilar. O TiN foi utilizado pela primeira vez na indústria de dispositivos médicos na década de 1980. Foram realizados testes de biocompatibilidade ao TiN ao longo de muitos anos e estes testes, bem como as aplicações clínicas subsequentes, demonstraram que o TiN é biocompatível e adequado para utilização em dispositivos médicos implantáveis que entram em contacto com osso, pele, tecidos ou sangue (Figura 27).

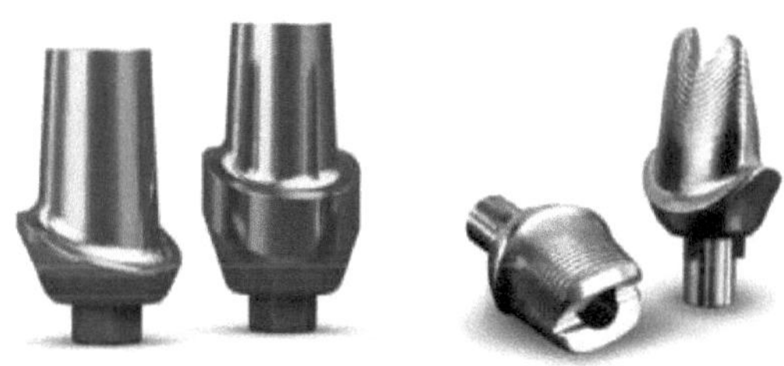

Figura 26

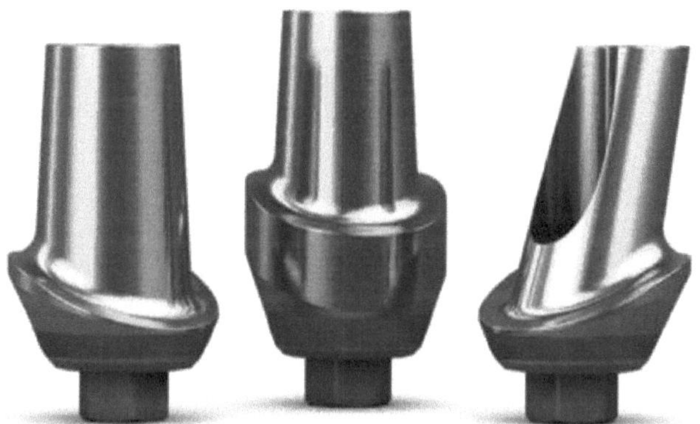

FIGURA 27

O nitreto de titânio é um material cerâmico extremamente duro, frequentemente utilizado como revestimento sobre o componente de titânio, não só para melhorar as propriedades da superfície do substrato, mas também para obter um tom quente e estético sob a gengiva, devido à sua tonalidade dourada. Geralmente, o revestimento de TiN cobre todo o pilar, exceto a área de contacto entre o pilar/implante e o parafuso/pilar. Este tipo de pilar de titânio é ideal para casos esteticamente difíceis com tecido mole fino ou quando se utiliza uma coroa totalmente em cerâmica. Na maioria das aplicações, o revestimento de TiN tem uma espessura inferior a 5 micrómetros (0,00020 polegadas). Este revestimento só é significativo com pilares fresados CAD/CAM onde o pilar não é ajustado. Os pilares pré-fabricados são ajustados e geralmente perdem qualquer resistência adicionada pelos nitratos após o ajuste do pilar.[1,4]

Liga de titânio (Ti-6Al-4V, Ti6Al4V, ou Ti-6-4)[1]

A liga de titânio também é chamada de titânio de grau 5. A liga de titânio contém 6% de alumínio, 4% de vanádio, 0,25% (máximo) de ferro, 0,2% (máximo) de oxigénio e o restante titânio. A liga Ti-6Al-4V é significativamente mais forte do que o titânio comercialmente puro e oferece melhor resistência à tração e à fratura (figura 28)

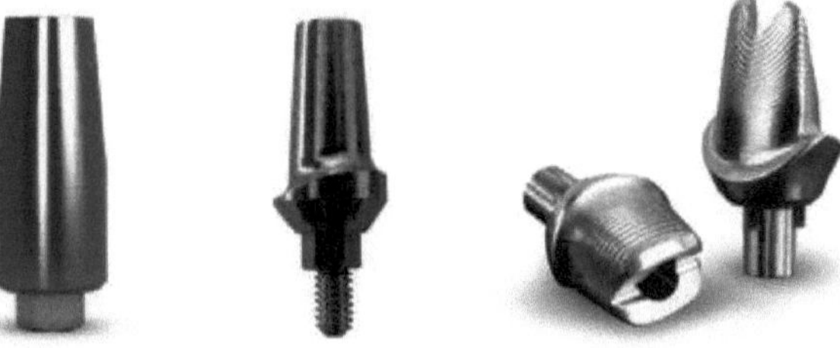

Figura 28

Devido às propriedades físicas únicas do titânio, os pilares de titânio são a primeira escolha para implantes posteriores. Estes pilares estão disponíveis como stock pré-fabricado ou pilares personalizados fresados em CAD/CAM.

Existe uma extensa literatura que valida a resposta favorável dos tecidos moles com pilares de titânio. Uma vez que a maioria da investigação sobre os tecidos peri-implantares e os materiais dos pilares se baseia nos pilares de titânio, este material tornou-se um ponto de referência na descrição das propriedades de outros materiais dos pilares.

AÇO INOXIDÁVEL DE QUALIDADE CIRÚRGICA [1]

Aço inoxidável de grau cirúrgico

O aço inoxidável cirúrgico é um tipo específico de aço inoxidável utilizado em aplicações médicas e inclui elementos de liga de crómio, níquel e molibdénio. O crómio confere ao metal a sua resistência a riscos e à corrosão. O níquel proporciona um acabamento suave e polido. O molibdénio confere maior dureza e ajuda a manter o fio de corte.[3]

O aço inoxidável é fácil de limpar e esterilizar, é forte e resistente à corrosão. As ligas de níquel/cromo/molibdénio são por vezes utilizadas para pilares de implantes, mas a reação do sistema imunitário ao níquel é uma complicação potencial. O aço inoxidável de grau cirúrgico pode ser utilizado para pilares de implantes temporários, mas não é o material ideal para pilares de implantes permanentes.

PILARES EM OURO FUNDIDO:[33,34,35]

Os fabricantes de implantes reconheceram as limitações dos primeiros "pilares de stock" e desenvolveram um pilar fundível chamado pilar UCLA. Este pilar é composto por uma base de liga de ouro maquinada que se ajusta à cabeça do implante correspondente, combinada com uma manga de plástico que pode ser cortada, modificada e adicionada com cera antes de ser fundida em ouro (Figura 29)

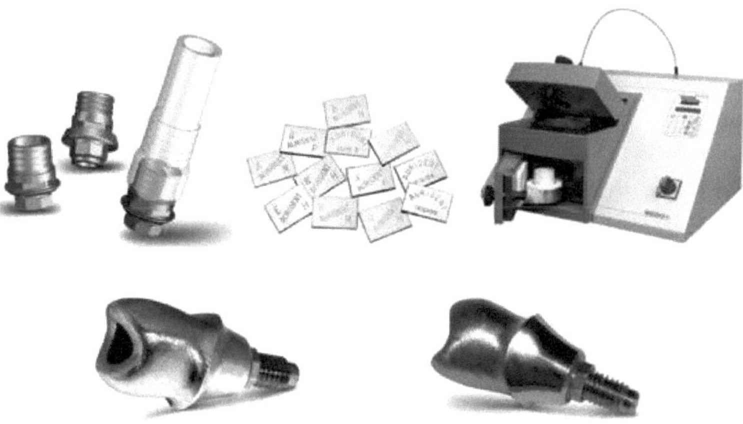

Figura 29. Pilares em ouro fundido

Os pilares de ouro fundido foram utilizados para fabricar restaurações personalizadas ao nível do implante, que proporcionavam pilares de stock subgengivais mais sofisticados e pilares fresados CAD/CAM que perderam popularidade.

- *Especificações do ouro:* 60-65% de ouro, 20-25% de paládio, 19% de platina e 1% de irídio (não é uma liga de cerâmica).
- *Intervalo de fusão:* Sólido, 1400°C; líquido, 1490°C.
- *Ligas de fundição recomendadas:* Ligas de fusão de porcelana de alto paládio ou de alta nobreza ou ligas dentárias de alta nobreza de tipo III ou tipo IV.

Geralmente, um pilar UCLA de plástico é encerado e personalizado de acordo com uma geometria e forma ideais. Após o revestimento, a cera e o plástico UCLA são queimados do molde seguindo o processo de cera perdida. Quando a liga derretida é fundida no molde de revestimento, o componente da base de ouro do pilar UCLA é incorporado na fundição e proporciona uma interface maquinada que se ajusta com precisão ao implante. A base de ouro é fabricada a partir de uma liga não oxidante que promove a adesão química da liga fundida, mas não a adesão da porcelana.

PILARES DE ZIRCÓNIO:[36]

O dióxido de zircónio ($ZrO2$), também conhecido como *zircónia* (não confundir com zircão), é um óxido cristalino branco de zircónio. A sua forma mais natural, com uma estrutura cristalina monoclínica, é o mineral baddeleyite.

A Baddeleyite é um mineral raro de óxido de zircónio ($ZrO2$ ou zircónia), que ocorre numa variedade de formas cristalinas prismáticas monoclínicas. É transparente a translúcido, tem índices de refração elevados e varia entre amarelo, verde e castanho escuro (Figura 30). A Baddeleyite é um mineral refratário, com um ponto de fusão de 2700°C.

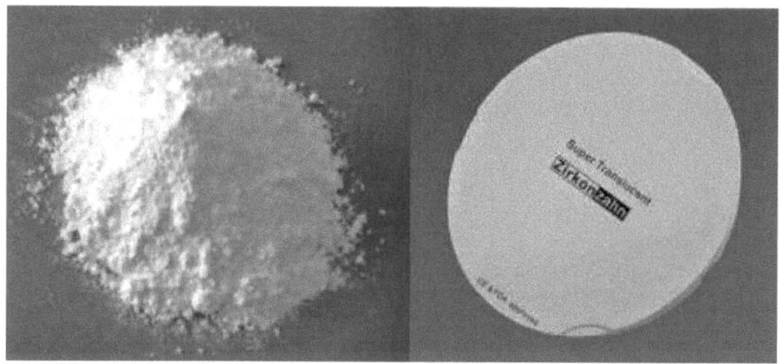

FIGURA 30. PÓ DE ZIRCÓNIO E PLACA

Os avanços na ciência dos biomateriais e na tecnologia de fabrico de cerâmica permitiram a produção de zircónia de elevada resistência e biocompatível que pode ser utilizada em dispositivos biomédicos e pilares de implantes. A introdução de policristais de zircónia tetrago- nal parcialmente estabilizada com yettria (Y-TZP), moldagem por injeção de pó (PIM) e técnicas de prensagem isostática a quente (HIP) foram os marcos deste desenvolvimento. Outros desenvolvimentos, tais como a utilização de alumina endurecida com zircónia e zircónia dopada com céria para minimizar a incidência e travar a progressão do envelhecimento da zircónia, são também considerados como passos fundamentais na crescente popularidade da zircónia como biocerâmica. (Figura 31 , 32)

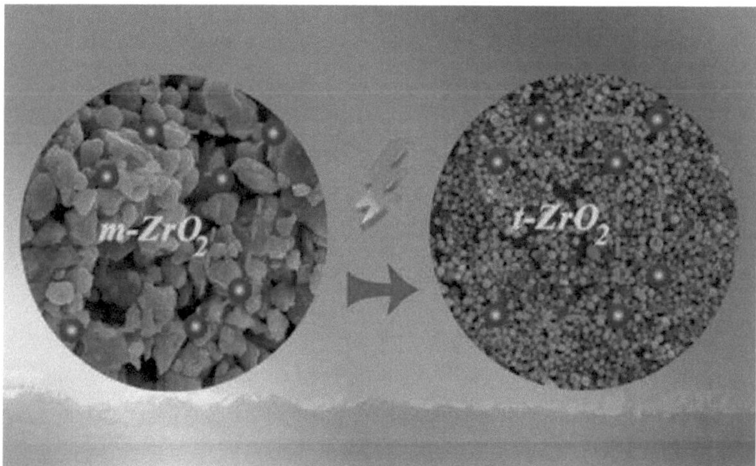

Figura 31 Diferenças estruturais entre a zircónia monoclínica e tetragonal. Cortesia do Professor Naoto Koshizaki, reproduzido com autorização.

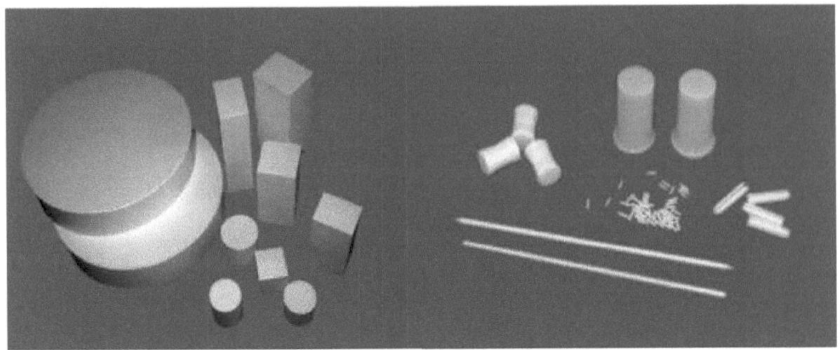

Figura 32 BLANKS PRESINTERIZADOS (ESQUERDA) BLANKS HIP SINTERIZADOS (DIREITA)

Devido às suas propriedades materiais e resistência, a zircónia é utilizada sempre que as considerações estéticas são importantes e se esperam cargas elevadas (por exemplo, casos de zonas estéticas, estruturas de próteses fixas posteriores, pilares de implantes e restaurações de implantes de várias unidades). A zircónia tem uma elevada resistência à flexão e tenacidade à fratura, e um módulo de Young comparável ao do aço. Para além da sua resistência, a maior vantagem do ZrO2 é a sua excelente integração nos tecidos. Vários estudos demonstraram o sucesso da aplicação de pilares de zircónia em termos de estabilidade do tecido mole e do osso marginal. Os resultados indicam que o tipo de material utilizado afecta tanto a quantidade como a qualidade dos tecidos circundantes (ao comparar a zircónia com ligas de ouro fundido). Além disso, os pilares de zircónia minimizam a adesão bacteriana e da placa bacteriana e previnem a inflamação dos tecidos moles. [1,2]

Devido às suas propriedades físicas, o ajuste e a retificação podem ser um desafio para os dentistas e técnicos de prótese dentária. O ajuste pós-sinterização dos componentes de zircónia aumenta significativamente o risco de microfissuras que podem resultar em falhas subsequentes na função clínica.

Os pilares de zircónia são feitos de zircónia, um material cerâmico de alta resistência. Oferecem uma excelente estética, biocompatibilidade e resistência à acumulação de placa bacteriana. Os pilares de zircónia podem proporcionar uma integração favorável dos tecidos moles e resultados de aspeto natural.[33]

Vantagens: Excelente estética, resistência à acumulação de placa bacteriana e resposta natural dos tecidos moles

Limitações: Maior risco de fratura em comparação com os pilares metálicos.

PILARES EM CERÂMICA:

Os pilares de cerâmica são normalmente fabricados a partir de materiais como a alumina ou a zircónia. Oferecem uma excelente estética, biocompatibilidade e translucidez natural. Os pilares de cerâmica podem proporcionar um resultado altamente estético na região anterior, mas podem ter limitações em termos de força e resistência à fratura.

Vantagens: Excelente estética, mínima aderência da placa e resposta favorável dos tecidos moles

Limitações: Resistência inferior à dos pilares de metal ou de zircónio

PILARES HÍBRIDOS METALO-CERÂMICOS:

Os pilares híbridos metalo-cerâmicos combinam a resistência e estabilidade de uma subestrutura metálica com a estética proporcionada pela cerâmica ou porcelana. Oferecem um equilíbrio entre resistência e estética, tornando-os adequados tanto para restaurações posteriores como anteriores.[32]

Vantagens: Equilíbrio entre resistência e estética, adequado para restaurações posteriores e anteriores

Limitações: Potencial para lascar ou fraturar a cerâmica

PILAR EM POLÍMERO:

Os pilares de polímero, tais como os fabricados em poliéter-éter-cetona (PEEK) ou materiais compósitos, ganharam atenção na implantologia dentária devido às suas propriedades e vantagens únicas. Os pilares de polímero oferecem vários benefícios, incluindo estética, absorção de choques, baixa condutividade térmica e potencial de personalização. São normalmente utilizados em casos em que os materiais metálicos ou cerâmicos podem não ser adequados ou preferidos.[33]

Os pilares de polímero apresentam as seguintes caraterísticas

- Estética: Os pilares de polímero podem ser combinados com a cor natural dos tecidos moles do paciente, proporcionando uma estética melhorada, especialmente nos casos em que existe recessão gengival ou biótipos finos.
- Absorção de choques: Os materiais poliméricos têm a capacidade de absorver e distribuir forças, reduzindo potencialmente a transferência de tensão para o osso circundante e para o implante.
- Baixa condutividade térmica: Os pilares de polímero têm uma condutividade térmica mais baixa do que os metais, reduzindo o potencial de sensibilidade à temperatura e de desconforto.
- Personalização: Os materiais poliméricos podem ser facilmente modificados ou personalizados para acomodar as necessidades individuais do paciente, incluindo modificações na forma, perfil de emergência ou cor.[35]

O PEEK tornou-se o material mais popular para o fabrico de pilares provisórios. É um polímero orgânico de cor bege ou branca e um termoplástico semicristalino com excelentes propriedades de resistência mecânica e química. O módulo de Young é de 3,6 GPa e a sua resistência à tração é de 90-100 MPa. O PEEK tem uma temperatura de transição vítrea de cerca de 143°C e funde a cerca de 343°C (662°F). É altamente resistente à degradação térmica, bem como ao ataque de elementos orgânicos e ambientes húmidos. Estas propriedades robustas fizeram do PEEK um material ideal para pilares provisórios.[36]

Vantagens técnicas[33,35,36]

- Capacidade de ser esterilizado sem degradação das propriedades mecânicas ou da biocompatibilidade.
- Compatibilidade com imagens de raios X, ressonância magnética (MRI) e tomografia computorizada (CT) sem produzir artefactos.
- Excelentes propriedades mecânicas, como a rigidez e a durabilidade.
- Elevada resistência à compressão.
- Biocompatibilidade comprovada com tecidos duros e moles.
- Cor natural para uma excelente estética (Figura 33)

- A solução sem metais elimina a troca de iões na boca.
- Facilidade de preparação e modificação em consultório pelos dentistas. Já em 1987, Williams et al. forneceram um estudo em animais que demonstrava que o PEEK era um material de alta qualidade. Hunte e colegas, em 1995, compararam o PEEK com o *titânio e o crómio-cobalto (CoCr) para* utilizações *ortopédicas*. Não observaram qualquer diferença entre os anexos fibroblásticos ou osteoblásticos com PEEK e aqueles com titânio ou CoCr.

Na medicina dentária, os polímeros PEEK são utilizados para fabricar pilares de restauração e cicatrização. Ao contrário da literatura ortopédica, a investigação sobre implantes dentários relativa aos polímeros PEEK é limitada, mas o que é promissor.[33]

Koutouzis et al., em 2011, apresentaram um estudo prospetivo humano que comparou pilares de cicatrização em titânio e PEEK. Concluiu-se que, após 3 meses, não havia uma diferença significativa entre os dois materiais em termos de resposta dos tecidos moles e duros. A resposta foi medida em termos de placa bacteriana, hemorragia à sondagem e altura gengival e da crista óssea.

Outro estudo de Volpe et al., em 2008, comparou pilares de cicatrização em PEEK com pilares de titânio utilizando a reação em cadeia da polimerase (PCR) em tempo real em termos de colonização bacteriana. Após 2 semanas após a cirurgia de segunda fase, não foram registadas diferenças estatísticas entre os pilares de titânio e PEEK em termos de bacteriana.[35]

Para pilares de restauração provisória ou pilares de cicatrização, os pilares PEEK são a opção de primeira linha.

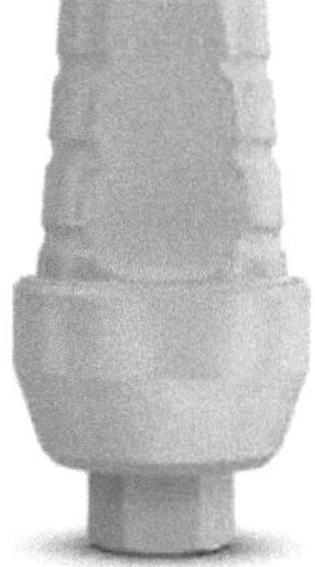

Figura 33 Pilar em PEEK

ANÁLISE COMPARATIVA DOS MATERIAIS DOS PILARES[37]

Titânio maquinado versus titânio polido e respostas dos tecidos moles

A rugosidade da superfície é a principal diferença entre o titânio maquinado e o titânio polido. Esta secção avalia se existe uma diferença clinicamente significativa entre a resposta dos tecidos moles ao titânio polido e ao titânio maquinado.

O rompimento do selamento peri-implantar é provocado pelo desenvolvimento de uma película, biofilme e inflamação, seguido de perda óssea alveolar. Está bem estabelecido que as glicoproteínas iniciais e o biofilme têm maior probabilidade de se fixar numa superfície rugosa do que numa superfície lisa. Com esta lógica, poder-se-ia assumir erradamente que os pilares com uma superfície mais lisa têm uma resposta inflamatória menor e, consequentemente, uma menor reabsorção óssea. No entanto, vários estudos clínicos não conseguiram demonstrar uma relação clinicamente significativa entre uma resposta inflamatória e uma superfície rugosa do pilar.

Para dar um dos muitos exemplos, o estudo de Zitzmann concluiu que não existia qualquer relação entre a resposta inflamatória e a rugosidade da superfície do pilar (Abrahamsson et al. 2002).

Em conclusão, embora tenha sido demonstrado que as bactérias têm maior probabilidade de se agregarem numa superfície rugosa, os estudos clínicos entre pilares de titânio existentes no mercado não demonstram esta relação. Não existe uma resposta clinicamente significativa dos tecidos moles ao titânio maquinado e ao titânio polido.

Os pilares pré-fabricados com uma caraterística de superfície Laser-Lok são um novo produto inovador. O Laser-Lok consiste em micro-canais de titânio de 8-12 microns (Figura 34). Estes micro-canais oferecem as seguintes vantagens:

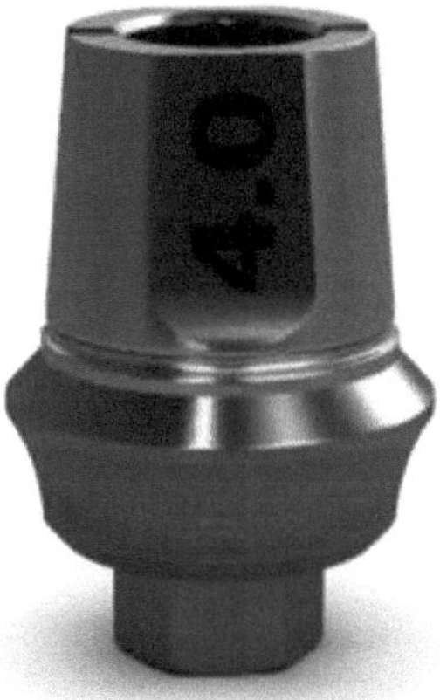

Figura 34. Pilar Laser-Lok. Cortesia da BioHorizons.

- Melhoram o estabelecimento de uma ligação ao tecido conjuntivo.
- Inibem a migração apical do epitélio juncional.
- Preservam o osso da crista

Com todos os outros pilares de implantes existentes no mercado, o tecido conjuntivo forma-se de forma enfraquecida e paralela ao pilar. A tecnologia Laser-Lok permite a formação de um melhor selamento da mucosa, semelhante ao da dentição natural, dando-lhe assim um futuro brilhante.

ESTUDOS RELEVANTES QUE COMPARAM O OURO, A PORCELANA, O TITÂNIO E O ALUMÍNIO [28,30,33,36,37,38]

Desde o final dos anos 90 que existe um consenso de que o ouro e a porcelana têm uma pior resposta dos tecidos moles em comparação com o óxido de alumínio (um material cerâmico desatualizado) e o titânio. Grande parte deste processo de pensamento tem origem no estudo de Abrahamsson et al. realizado em 1998 em animais. Como resultado deste estudo, muitos clínicos evitaram completamente os pilares de ouro e porcelana.

A revisão da literatura de 2006 de Rompen concordou com as descobertas de Abrahamson. Rompen concluiu que o titânio, o alumínio e a zircónia apresentavam uma biocompatibilidade favorável a longo prazo com os tecidos moles, enquanto o ouro e a porcelana demonstraram ser menos biocompatíveis.[28]

As conclusões de Abrahamsson e Rompen foram postas em causa por outros estudos. O estudo conflituoso mais notável é um estudo humano efectuado por Vigolo et al. em 2006. Concluíram que não havia uma diferença significativa na resposta do osso marginal peri-implantar e dos tecidos moles quando se pilares de titânio ou de liga de ouro.[33]

Vigolo determinou que, se apenas a resposta dos tecidos moles for considerada, a escolha entre utilizar um pilar de ouro ou de titânio depende apenas da preferência do médico. O ouro e o titânio demonstraram formar e manter uma resposta adequada dos tecidos moles neste estudo em humanos.[30]

Para além disso, o trabalho de Abrahamsson com Cardaropoli em 2007 contradiz as suas descobertas anteriores. Neste estudo, Abrahamsson utilizou implantes de uma só peça em cães beagle em que a porção transmucosa dos implantes era feita de ouro ou titânio. Não foram encontradas diferenças significativas nos tecidos moles quando se utilizou titânio ou ouro ao nível dos tecidos transmucosos. No entanto, o trabalho de Abrahamson com Welander no ano seguinte (Welander et al. 2008) estabeleceu novamente que o titânio e a zircónia tinham um resultado superior nos tecidos moles em comparação com o ouro.[37]

Os estudos relativos aos pilares de ouro têm sido contraditórios. É difícil avaliar a origem das inconsistências. No entanto, devem ser mencionadas algumas desvantagens significativas do ouro.

Estudos de amostras sobre as propriedades higiénicas da zircónia[37]

Estudos demonstraram que a zircónia tem uma contagem bacteriana e um infiltrado inflamatório mais baixos em comparação com o titânio. Devido às propriedades higiénicas da zircónia, tem benefícios naturais na manutenção de tecidos moles estéticos e na preservação do osso da crista.

Rimondini et al. realizaram testes in vitro e in vivo comparando a acumulação de bactérias na zircónia e no titânio. Concluíram que a zircónia acumulava menos bactérias do que o titânio.[38]

O trabalho de Scarano et al. de 2004 também teve como objetivo comparar as propriedades higiénicas do titânio e da zircónia. Os seus resultados foram semelhantes aos resultados de Rimondini - que a zircónia é um material mais higiénico.

A investigação de Poortinga et al. de 1999 demonstrou que a resistência da zircónia à adesão bacteriana é provavelmente devida à condutividade eletrónica deste material. Demonstraram que a transferência de carga ocorre durante a adesão bacteriana. As bactérias que doam electrões aderem ao substrato mais fortemente do que as bactérias que aceitam electrões.[32]

Resposta inflamatória com a utilização de zircónio

Uma resposta natural à presença de bactérias é a libertação de mediadores inflamatórios que conduzem à perda óssea. Em vez de avaliar o biofilme, outro método de avaliação das propriedades higiénicas é avaliar factores inflamatórios, tais como o fator de crescimento endotelial vascular (VEGF), a expressão da óxido nítrico sintase, infiltrado inflamatório e a densidade de microvasos nos tecidos moles peri-implantares. Um nível aumentado destes factores indica a presença de inflamação devido à acumulação de bactérias[2,22,37].

Em 2006, Degidi et al. utilizaram estes marcadores inflamatórios para avaliar as propriedades higiénicas da zircónia em comparação com o titânio.[37]

Como nota lateral, independentemente do material utilizado, se existir um micro-gap entre o implante e o pilar, pode ocorrer inflamação e perda de osso da crista. Como resultado, a troca de plataforma tem sido proposta como uma solução para reduzir o espaço e limitar a perda óssea da crista.[36]

CAPÍTULO 9: OUTRAS CLASSIFICAÇÕES

O QUE ESTÁ COBERTO?

Classificação com base no tratamento de superfície

Classificação com base nas zonas estéticas

PRÓTESE RETIDA POR PARAFUSO OU POR CIMENTO

A prótese suportada pelo pilar pode ser fixada com cimento, semelhante à prótese convencional de coroa e ponte, ou fixada com parafuso, no entanto, existe uma controvérsia significativa na literatura relativamente à prótese fixada com cimento versus prótese fixada com parafuso. Assim, existem três métodos principais para fixar a prótese final ao implante endósseo: aparafusar a restauração ao implante, aparafusar diretamente um pilar no implante e fixar a restauração ao pilar com parafusos adicionais ou cimentar o pilar diretamente no implante antes de fixar a coroa [40,41].

Prótese aparafusada: A retenção de parafusos em próteses implanto-suportadas foi desenvolvida em resposta à necessidade de recuperação, embora a oclusão e a estética fossem sacrificadas.

Os parafusos mais utilizados são os de ouro e os de titânio. A retenção é obtida pela resistência à fricção desenvolvida entre as roscas internas do implante e as do parafuso de fixação[40,42].

Binon PP et al indicaram que existia uma correlação direta entre o desajuste hexagonal e o afrouxamento da articulação do parafuso. Um desajuste rotacional inferior a 2 graus proporcionou a articulação de parafuso mais estável e previsível. Há dois factores principais envolvidos na manutenção dos parafusos dos implantes apertados:

1) Maximizar a força de aperto e

2) Minimizar as forças de separação das articulações.

Clinicamente, as restaurações de implantes estão continuamente sujeitas a forças de separação da articulação. Estas forças incluem as seguintes: [43]

- Contactos de excursão.
- Contactos centrados fora do eixo.

- Pilares angulares.
- Mesa oclusal larga.
- Contactos interproximais.
- Contactos cantilever.
- Quadro não passivo.

O objetivo é minimizar as forças clínicas de separação das articulações. A colocação precisa do implante e o planeamento do tratamento são o primeiro passo crítico para manter os parafusos dos implantes apertados. A oclusão desempenha um papel primordial na manutenção dos parafusos dos implantes apertados[44].

Os incidentes de desaperto de parafusos aumentam se uma estrutura não passiva for forçada a encaixar através do aperto de parafusos. A estrutura original aplica forças de separação de articulações ao sistema porque tenta regressar à sua posição original. Todas as estruturas não passivas devem ser seccionadas e soldadas para garantir o encaixe passivo.[40,44]

Os principais procedimentos clínicos necessários para apertar os parafusos dos implantes estão resumidos da seguinte forma:[(40,41,42,,43]
1) Implantes colocados paralelamente às forças de oclusão.
2) Restaurações concebidas para minimizar os comprimentos de cantilever.
3) Oclusão ajustada para direcionar as forças no longo eixo do implante.
4) Eliminar os contactos posteriores de trabalho e de equilíbrio.
5) Centralizar os contactos centrados.
6) Partilhar a orientação anterior com os dentes naturais.
7) A função anti-rotativa está activada para dentes individuais.
8) Componentes apertados com um binário de 20 a 30 N-cm (exceto se especificado pelo fabricante).
9) Estruturas de encaixe passivo para restaurações de unidades múltiplas.

Se o parafuso se soltar, devem ser avaliadas todas as causas potenciais. O médico deve prestar especial atenção às forças oclusais oblíquas ao longo eixo do implante. Os contactos interproximais e o ajuste da estrutura também devem ser avaliados. Os parafusos dos implantes não devem ser apertados ao máximo até que as forças de separação da articulação estejam controladas[43]

PRÓTESE RETIDA POR CIMENTO:

Muitos sistemas de implantes actuais têm pilares nos quais as superestruturas podem ser cimentadas. Na prótese sobre implantes cimentada, a prótese parcial fixa metalocerâmica é cimentada num pilar transmucoso, que é ligado ao implante. As próteses cimentadas podem ser selecionadas em todas as aplicações tradicionais de porcelana fundida com metal, desde a substituição de um único dente até à restauração da arcada completa[40,45].

Estas restaurações permitem o desenvolvimento de uma interdigitação oclusal desejada, uma estética melhorada e caraterísticas de carga corretas. O desenho da preparação do pilar e a técnica de cimentação imitam os procedimentos convencionais de prótese fixa para dentes naturais. Para além disso, o espaço de cimento que existe entre a coroa e o pilar pode ajudar a compensar pequenas discrepâncias no ajuste da prótese.[42]

O tipo de cimento utilizado é também uma consideração importante porque afecta as caraterísticas de retenção da restauração. Pode ser desejável utilizar um tipo de cimento que permita que a restauração seja recuperada, de modo a que uma superestrutura possa ser temporariamente cimentada para avaliar a carga do implante, a oclusão e a resposta dos tecidos.[44]

Uma vez que não existe risco de cárie para os pilares, os cimentos provisórios também podem ser utilizados para a cimentação de restaurações de implantes, uma vez que são muito mais fracos do que os cimentos definitivos e permitem a recuperação das restaurações. Tanto o cimento Temp-Bond como uma mistura de cimento Temp-Bond e vaselina (resistência reduzida) podem ser utilizados para cimentar próteses implanto-suportadas.[45]

Próteses de implantes cimentadas versus aparafusadas:

Vantagens e desvantagens:

Se a questão da possibilidade de recuperação for posta de lado, é difícil justificar a utilização de parafusos para reter próteses, com exceção da altura limitada do pilar. Em áreas de espaço inter-cristais limitado, um parafuso é mais eficaz do que o cimento[40].

A cimentação das restaurações de implantes eliminou os orifícios de acesso ao parafuso inestéticos. As restaurações cimentadas também tinham o potencial de compensar quaisquer discrepâncias dimensionais menores no ajuste das restaurações aos pilares, o que poderia contribuir para a falta de passividade e as discrepâncias dimensionais menores podem ser compensadas utilizando cimento e espaço de cimento.[42]

As próteses implanto-suportadas cimentadas proporcionam um acesso mais fácil à parte posterior da boca, custos reduzidos, menor complexidade dos componentes, menor complexidade dos procedimentos laboratoriais e menor tempo de consulta. Além disso, as próteses cimentadas têm uma estética superior, o que é importante do ponto de vista do paciente.[44]

Conceitos oclusais: Os parafusos ou orifícios para parafusos nas superfícies oclusais dos dentes proporcionam uma estética deficiente e perturbam as superfícies oclusais. O estabelecimento de contactos oclusais ideais em próteses aparafusadas pode não ser possível, porque o orifício de acesso ao parafuso ocupa uma parte significativa da mesa oclusal. Para estabelecer contactos oclusais adequados, isto deve ser feito em material compósito que é normalmente utilizado para cobrir os orifícios dos parafusos. No entanto, estes contactos não serão estáveis a longo prazo. Pelo contrário, com próteses cimentadas, podem ser estabelecidos contactos oclusais ideais que se mantêm estáveis durante um longo período de tempo.[40]

Carga axial: A capacidade de gerar carga vertical ou axial pode ser comprometida quando se opta por utilizar restaurações aparafusadas sobre implantes.[40]

Facilidade de fabrico e custo: O fabrico de próteses cimentadas é mais fácil do que o de próteses aparafusadas, porque são seguidas técnicas protéticas tradicionais e não há necessidade de formação especial dos técnicos de laboratório.[41]

Passividade da estrutura: As superestruturas de implantes cimentados têm o potencial de serem completamente passivas. A ausência de um parafuso que ligue a superestrutura ao pilar ou ao implante tende a eliminar a tensão que é introduzida no sistema prótese/implante durante o aperto deste parafuso.[41]

Estética: Pode influenciar a seleção do tipo de prótese. É verdade que o orifício de acesso ao parafuso é altamente inestético, mas este problema limita-se apenas às áreas dos pré-molares e molares inferiores.[43]

Entrega: Para as restaurações aparafusadas, apenas é necessário um exame radiográfico para verificar o ajuste exato das próteses aos implantes antes de proceder ao aperto final dos parafusos de fixação. No entanto, para as restaurações cimentadas, é necessário remover cuidadosamente os restos de cimento, para além do exame radiográfico.[43]

CAPÍTULO 10: ATTACHMENTS EM IMPLANTOLOGIA DENTÁRIA

O QUE ESTÁ COBERTO?

- ***Fixação do O-ring***
- ***Fixação de barra***
- ***Fixação do localizador***
- ***Fixação magnética***

COM BASE EM ANEXOS

Princípios de seleção de attachments:

Um acessório de sobredentadura permite o movimento durante a função e a remoção da boca. Como resultado, todos os encaixes de sobredentadura sofrem desgaste e tornam-se menos retentivos. A parte do encaixe na prótese deve ser concebida para se desgastar e ser substituída, e não a parte ligada à superestrutura ou ao implante.

A substituição do encaixe na prótese não deve utilizar um procedimento de acrílico de cura a frio, pois pode bloquear a prótese ao implante e à barra e acrescentar tempo, risco e frustração consideráveis sempre que o encaixe for substituído. Uma unidade de encapsulamento de metal dentro da prótese, que retém um dispositivo semelhante a plástico ou borracha, elimina a maioria dos aspectos imprevisíveis da substituição do encaixe.

Idealmente, o acessório deve oferecer a possibilidade de controlar o grau de retenção. Um encaixe solto utilizado na entrega inicial assegura o movimento da prótese e diminui o afrouxamento dos parafusos durante os primeiros meses.

Um aumento da capacidade de retenção pode ser conseguido mais tarde, substituindo o componente dentro do encapsulador por um mais retentivo. Da mesma forma, se for necessária uma maior retenção no futuro, um elemento mais rígido, que é mantido pelo mesmo encapsulador, resolve facilmente o problema.[47,48,49]

TIPOS DE LIGAÇÕES COM BASE NA RESILIÊNCIA

As ligações baseadas na resiliência são classificadas em seis tipos, como se mostra a seguir:[47,49]

- Fixação rígida não resiliente: Nestes acessórios, não se verifica qualquer movimento entre o pilar e o implante. É recomendado apenas quando existem implantes suficientes. São rígidos e não proporcionam qualquer alívio aos implantes de suporte
- Fixação resiliente vertical restrita: Estes attachments não permitem qualquer inclinação lateral ou movimentos rotativos. Proporcionam 5-10% de alívio aos implantes de suporte, permitindo movimentos verticais dos encaixes
- Fixação resiliente por dobradiça: Resistem à inclinação lateral e às forças de rotação. Proporcionam 30-35% de alívio de carga aos implantes de suporte
- Fixação resiliente combinada: Permitem movimentos verticais e de articulação sem restrições. Proporcionam 45-55% de alívio de carga aos implantes de suporte, transferindo uniformemente as forças mastigatórias para os rebordos residuais
- Acessório resiliente rotativo: Permitem movimentos verticais, de articulação e de rotação. Proporcionam 75-85% de alívio de carga aos implantes de suporte
- Fixação resiliente universal: São permitidos quase todos os tipos de movimentos. Proporcionam 95% de alívio de carga aos implantes de suporte.

CRITÉRIOS DE SELECÇÃO DE ANEXOS[48]

- Osso disponível
- Expectativa protética dos pacientes
- Situação económica dos doentes
- Conhecimentos clínicos do especialista
- Disponibilidade de técnicos especializados

DIFERENTES CONJUNTOS DE FIXAÇÃO[47,49,50,51,52,53]

1. Fixação do O-ring
2. Fixação da barra
3. Fixação do localizador
4. Fixação magnética

ANÉIS DE VEDAÇÃO OU ESFERAS

Os O-rings são juntas de polímero sintético em forma de donut que possuem a capacidade de se dobrarem com resistência e depois regressarem à sua forma original aproximada. Em parte, esta caraterística resulta de uma rede tridimensional de cadeias elastoméricas flexíveis. A junta tórica é fixada a um poste com uma ranhura ou área de corte inferior para a junta tórica (Figura 35)

AS VANTAGENS DAS JUNTAS TÓRICAS SÃO

- Facilidade de mudar o acessório,
- A grande amplitude de movimentos,
- Baixo custo,
- Diferentes graus de retenção, e
- Possibilidade de eliminar o tempo e o custo de uma superestrutura para a prótese.

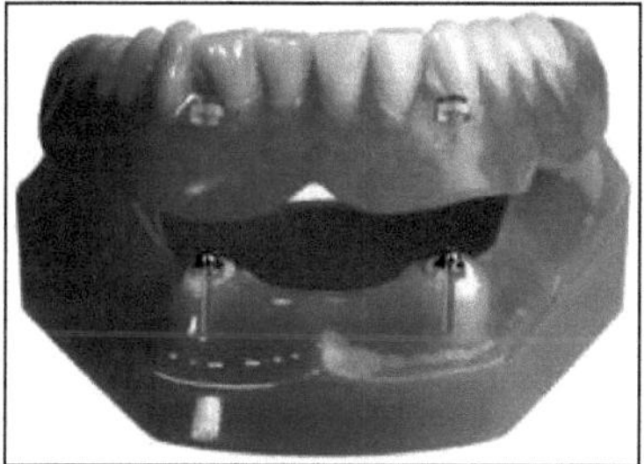

Figura 35

ACESSÓRIOS DE BARRA E CLIPE[47,50]

Os acessórios do tipo barra e clipe são principalmente de duas variedades

- Junta de barras: As barras que são resilientes, proporcionando resiliência vertical, resiliência de articulação ou ambas, são designadas por juntas de barras.

- Unidade de barra: As barras que não são resistentes são designadas por unidades de barra.

Os acessórios de barra podem ser classificados pela sua forma de secção transversal como redondos, em forma de ovo e em forma de U de lados paralelos. (Figura 36)

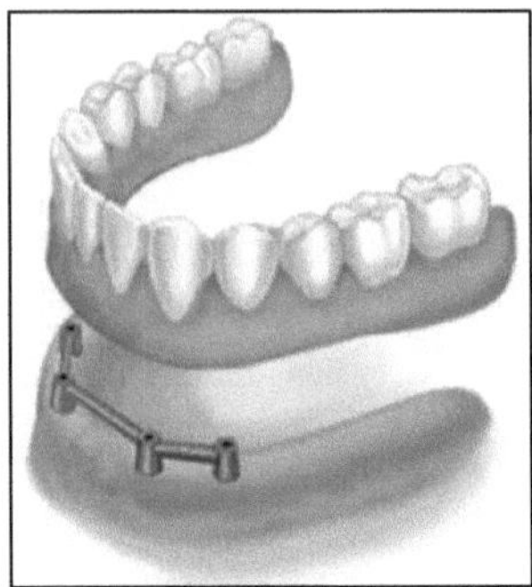

Figura 36

As desvantagens deste sistema de fixação são as seguintes:[48]

- Deslocamento vertical, os encaixes do tipo barra mostram uma geração máxima de tensão à volta dos implantes
- O fabrico é sensível à técnica
- Custo mais elevado
- A manutenção da higiene é difícil, o que pode levar a problemas como a irritação das mucosas
- Afrouxamento frequente dos clipes de retenção.

HADER BAR [48]

Em 1973, Helmut Hader, mestre técnico e fabricante de produtos dentários, desenvolveu um sistema de fixação único que ainda hoje é conhecido principalmente nos EUA como a barra Hader ou a Hader vertical. A barra Hader é um acessório de barra de semi-precisão que proporciona um movimento de dobradiça, desde que tenha sido utilizada uma única barra Hader no desenho do conjunto do acessório. A função desta barra é baseada no conceito mecânico de retenção por pressão.

Barra Dolder [48]

A barra Dolder é um acessório de barra de precisão pré-fabricado desenvolvido pelo Dr. EugenDolder na Suíça. A barra Dolder apresenta-se em duas formas. A forma rígida tem a forma de um U com paredes paralelas e é também designada **por unidade de barra.** A forma resiliente tem uma secção transversal em forma de ovo e proporciona resiliência vertical e de articulação. A barra Dolder resiliente é também designada por **junta de barra.**

A barra Dolder e a respetiva manga são fabricadas em liga de ouro (Elitor®). A barra Dolder é ajustável para que o médico possa controlar a quantidade de retenção fornecida pela barra. A barra Dolder deve ser soldada aos pilares e a manga deve ser fixada na base da prótese com acrílico auto-polimerizável.

ACESSÓRIO DE SOBREDENTADURA LOCATOR [50,51]

O acessório de pino de sobredentadura Locator foi concebido pelo especialista em I&D Scott Mullaly da Zest Anchors, LLC (Escondido, CA) e ficou disponível comercialmente para dentes naturais (raízes) em fevereiro de 2000 e para implantes em setembro do mesmo ano. O Locator foi concebido para facilitar a inserção e remoção, retenção dupla, um perfil vertical baixo e uma capacidade única de rotação, aumentando assim a sua resiliência e tolerância à divergência do implante. (Figura 37)

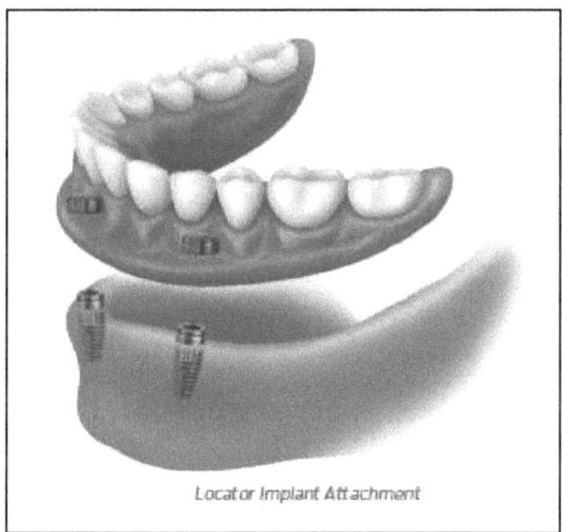

Figura 37

ACESSÓRIOS MAGNÉTICOS[49]

Os ímanes que são normalmente utilizados em implantologia dentária são constituídos principalmente por metais de alumínio-níquel-cobalto. (Figura 38)

São classificados como acessórios universalmente resilientes, uma vez que permitem todos os movimentos da prótese. Não são muito bem sucedidos na retenção, porque as forças de atração magnética geradas para proporcionar a retenção são mais fracas do que a retenção proporcionada por encaixes mecânicos, como os encaixes de bola e barra. Outro problema é o facto de estes acessórios magnéticos ficarem corroídos pela saliva quando utilizados a longo prazo. Para ultrapassar este problema, foi desenvolvida uma nova geração de ímanes, composta por elementos de terras raras, como o samário e o neodímio. Estes têm propriedades melhoradas em comparação com os ímanes convencionais.

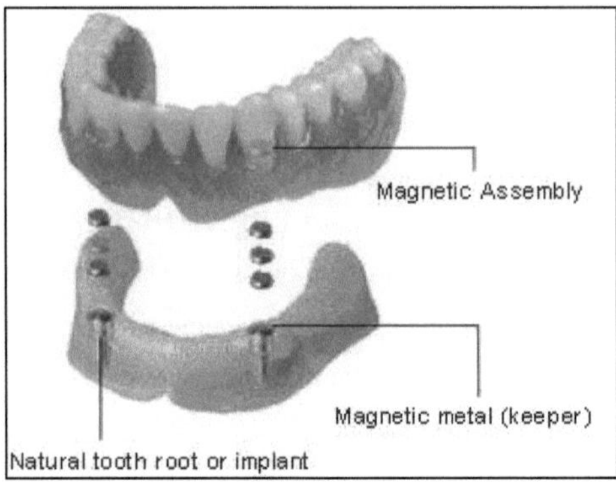

Figura 38

CAPÍTULO 11: CONSIDERAÇÕES RELATIVAS À CONCEPÇÃO DOS PILARES

O que está coberto?

- ***Perfil de emergência***
- ***Angulação***
- ***Altura***

CONSIDERAÇÕES SOBRE A CONCEPÇÃO DOS PILARES

- PERFIL DE EMERGÊNCIA
- ANGULAÇÃO
- ALTURA

Perfil de emergência:

Descrição: O perfil de emergência refere-se ao contorno e à forma do pilar à medida que este emerge do tecido mole e transita para a coroa ou prótese.

Importância: Um perfil de emergência ótimo é crucial para obter uma estética de aspeto natural e uma integração harmoniosa com o tecido mole circundante. Contribui para uma emergência perfeita da restauração a partir da gengiva, criando uma aparência realista.

Considerações: O perfil de emergência deve imitar os dentes naturais adjacentes e os contornos gengivais circundantes, proporcionando um preenchimento correto da papila e uma harmonia gengival.

Ajuste marginal:

Descrição: A adaptação marginal refere-se à exatidão da interface do pilar com a estrutura do implante.

Importância: Um ajuste marginal preciso ajuda a prevenir a fuga de bactérias, a inflamação peri-implantar e potenciais complicações.

Seleção de materiais:

Descrição: A escolha do material adequado para o pilar é crucial em termos de resistência, estética, biocompatibilidade e desempenho a longo prazo.

Importância: O material selecionado deve cumprir os requisitos funcionais e estéticos do caso específico.

Tipo de prótese:

Descrição: O tipo de restauração protética (por exemplo, coroa unitária, ponte, prótese removível) influencia o desenho do pilar, a angulação e o perfil de emergência.
Importância: O desenho do pilar deve ser adaptado para assegurar um suporte, estabilidade e estética óptimos para a restauração protética específica.

Angulação:

Descrição: A angulação refere-se à inclinação ou inclinação do pilar em relação ao eixo longo da estrutura do implante e à sua orientação no espaço tridimensional.
Importância: A angulação adequada é fundamental para conseguir um ajuste exato e preciso da restauração, uma função oclusal óptima e uma distribuição uniforme das forças oclusais.
Considerações: Podem ser necessários ajustes de angulação para alinhar o pilar com a restauração protética planeada e para acomodar o esquema oclusal do doente.

Altura

Descrição: A altura do pilar refere-se à sua dimensão vertical, estendendo-se desde a fixação do implante até ao nível onde será fixada a prótese.
Importância: A altura correta do pilar é essencial para obter um perfil de emergência adequado, uma posição óptima da margem subgengival e um suporte adequado para a restauração protética.
Considerações: A altura do pilar deve ser cuidadosamente selecionada com base na situação clínica, na prótese planeada e nos resultados estéticos e funcionais pretendidos.

CAPÍTULO 12: LIGAÇÕES ENTRE PILARES DE IMPLANTES

O QUE ESTÁ COBERTO?

LIGAÇÃO IMPLANTE-PILAR

- ***Ligação hexagonal externa***
- ***Ligação hexagonal interna***
- ***Ligação cónica Morse***
- ***Ligação interna octogonal***
- ***Ligação triangular interna***

MUDANÇA DE PLATAFORMA

As conexões implante-pilar podem ser internas ou externas; as conexões externas apresentam uma projeção distinta para o exterior do corpo do implante, enquanto as conexões internas são encastradas no corpo do implante. [53]

A ligação pode ainda ser caracterizada como uma junta de deslizamento, em que existe um ligeiro espaço entre as peças de encaixe e a ligação é passiva, ou como uma junta de fricção, em que não existe qualquer espaço entre os componentes de encaixe e as peças são literalmente forçadas a juntar-se[54].

O contacto entre as superfícies de contacto é ainda caracterizado como uma junta de topo, que consiste em duas superfícies planas em contacto uma com a outra num ângulo reto, ou uma junta em bisel, em que as superfícies são anguladas interna ou externamente. As superfícies unidas podem também incorporar uma resistência à rotação e uma caraterística de indexação e/ou uma geometria de estabilização lateral. Esta geometria é ainda descrita como octogonal, hexagonal, cónica, hexagonal cilíndrica ou estriada.[55,56]

EVOLUÇÃO CRONOLÓGICA DAS LIGAÇÕES ENTRE PILARES

As modificações do pilar que ocorreram são vastas e complexas. Por exemplo, o hexágono externo sofreu várias modificações de altura e largura. Para além de alterar o tamanho, foram também feitas outras modificações num esforço para melhorar o desenho original do hexágono externo.[56]

Uma grande mudança de paradigma surgiu com a evolução da conexão interna. Cada empresa de implantes desenvolveu a sua própria conceção da ligação interna, o que resultou numa variação confusa da terminologia e dos tipos de ligações.

A relação inicial entre o pilar e o corpo do implante estava principalmente associada a ligações externas. Ao longo do tempo, a simples junta de topo evoluiu para juntas de encaixe e de encaixe por fricção. As ligações internas dividiram-se numa multiplicidade de opções, desde octogonais, hexagonais, parafuso cónico, hexágono cilíndrico, spline, canal triplo a tubo de came - para citar apenas algumas.[56]

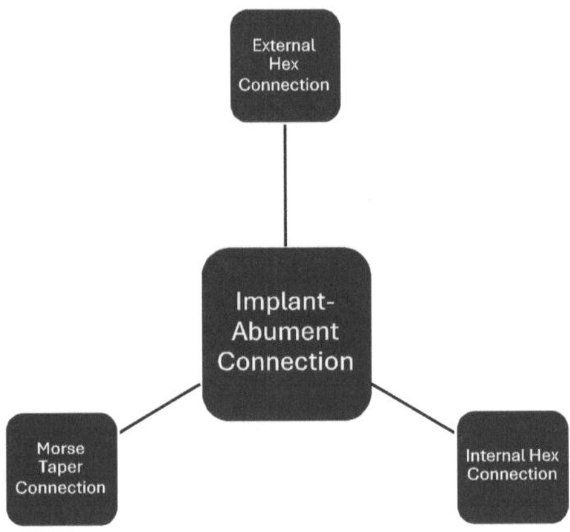

Ligação hexagonal externa: A conexão implante-pilar original de Branemark era um hexágono externo com uma altura de 0,7 mm que actuava como acoplador e dispositivo de transferência de torque. O protocolo Branemark original foi desenvolvido para a restauração de arcadas completamente desdentadas, utilizando uma série de implantes ligados por uma barra metálica de 0,8. (Figura 39)[54]

As vantagens da conexão hexagonal externa são a sua adequação ao método de duas fases, o mecanismo anti-rotação, a possibilidade de recuperação e a compatibilidade com outros sistemas.

As desvantagens da conexão hexagonal externa são os micromovimentos devido ao tamanho do hexágono, maior centro de rotação e microgap que leva à reabsorção óssea.[55]

Desde a sua introdução por Branemark, o hexágono externo sofreu uma série de modificações e está atualmente disponível em alturas de 0,7, 0,9, 1,0 e 1,2 mm e com larguras planas de 2,0, 2,4, 2,7, 3,0, 3,3 e 3,4 mm, dependendo da plataforma do implante. Atualmente, estão também disponíveis hexágonos cónicos, octágonos externos e implantes dentários spline.[55]

a. Hexágono cónico: [55,56,57]

Este desenho foi desenvolvido com o objetivo de melhorar o ajuste entre o implante e o pilar, incorporando um cone de 1,5° na superfície plana do hexágono e um correspondente recesso do pilar hexagonal de tolerância apertada que é encaixado por fricção no hexágono.

b. Octógono exterior: [55,56]

A conexão octogonal externa implante-pilar foi inicialmente comercializada como um implante de peça única com um diâmetro estreito (3,3 ou 3,5 mm; ITI Narrow Neck; concebido para substituir os dentes anteriores mandibulares. A extensão alta e octogonal permitia uma rotação de 45°.

c. Implante dentário Spline:[(55,56]

O sistema de implante dentário spline foi desenvolvido em 1992 pela Calcitek (Carlsbad, CA, EUA). Seis dentes spline projectam-se para fora do corpo do implante e encaixam em seis ranhuras entre as projecções do pilar correspondente, proporcionando um ajuste "confortável" entre o implante e o pilar e uma excelente precisão de localização.

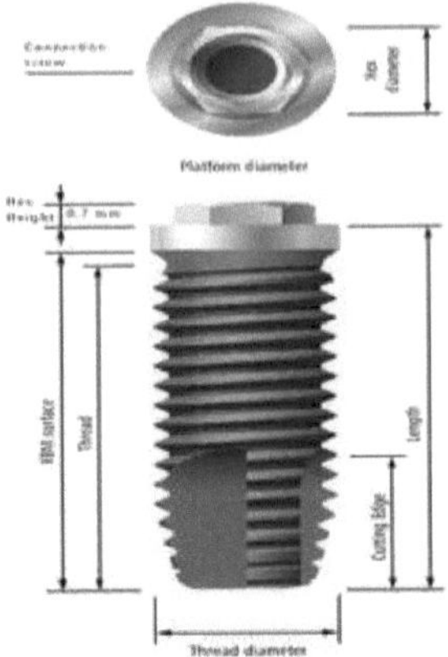

Figura 39

Ligação hexagonal interna:

As conexões internas implante-pilar foram desenvolvidas para ultrapassar as complicações clínicas associadas às conexões externas. Os objectivos dos novos desenhos eram melhorar a estabilidade da conexão ao longo dos períodos de colocação e funcional, e simplificar o armamento necessário para o médico completar a restauração. Um dos primeiros implantes hexagonais internos, o implante Core-Vent desenvolvido por Niznick em 1986, apresentava um hexágono com 1,7 mm de profundidade abaixo de um bisel de 45° com 0,5 mm de largura. Foi demonstrado que o desenho distribui as forças intra-orais profundamente no implante, melhorando assim a estabilidade da articulação implante-pilar[54,55,57].

Os implantes de conexão interna podem ser subdivididos nos seguintes grupos para efeitos de explicação. (Figura 40)[53]

Junta de encaixe passivo/deslizante (existe espaço entre os componentes de encaixe)

1) Hexágono interno de seis pontos

a) Core-Vent, / Abertura do parafuso, Centerpulse Dental Inc.

b) Frialit-2, DentsplyFriadent

2) hexágono interno de 12 pontos

a) Osseotite CERTAIN, 3i Implant Innovations, Inc.

3) Tripé interno
a) CAMLOG, Altatec Technologies
b) Replace Select, Nobel Biocare

4) Octógono interno
a) Omniloc, SulzerCalcitek Inc.

a. Hexágono interno de seis pontos

Este desenho é o tipo mais comum de conexão implante-pilar interna disponível no mercado. Consiste num hexágono encastrado no corpo do implante. Uma vez que a geometria interna é hexagonal, o pilar pode encaixar sobre o implante a cada 60° de rotação, mas não num ângulo intermédio. Assim, o posicionamento do pilar é possível em seis posições diferentes do implante.[53]

b. Hexágono interno de 12 pontos: [56,57]

O design hexagonal interno de 12 pontas, também comercializado por alguns fabricantes como um design hexagonal deslocado, proporciona a maior liberdade durante a colocação do pilar sobre o implante. O hexágono interno duplo de 12 pontas oferece a oportunidade de colocar o pilar sobre o implante a cada 30° de rotação, sendo assim útil quando se utilizam pilares angulados. Proporciona uma maior oportunidade para corrigir a angulação fora do eixo do pilar em relação ao implante.[54]

c. Tripé interno:

Este tipo de conexão implante-pilar tem uma geometria interna triangular. Uma das principais desvantagens deste sistema é o facto de permitir o posicionamento do pilar sobre o implante apenas a 120° de rotação. Este tipo de conexão implante-pilar foi introduzido pela Nobel Biocare como o sistema de implante Replace Select tri-channel. Está disponível em quatro diâmetros (3,5, 4,3, 5 e 6 mm) e tem um código de cores para facilitar a identificação.[54]

d. Octógono interno:

O sistema de implante octogonal interno permite o posicionamento do implante sobre o pilar a cada 45° de rotação. A conexão octogonal interna foi introduzida como o sistema Omniloc pela SulzerCalcitek Inc. A conexão octogonal tem paredes finas, um comprimento de 0-6 mm e um diâmetro pequeno que criam um perfil geométrico semelhante ao de um círculo, oferecendo uma resistência rotacional e lateral mínima durante a função. Devido a estas desvantagens, já não é comercializada. [54]

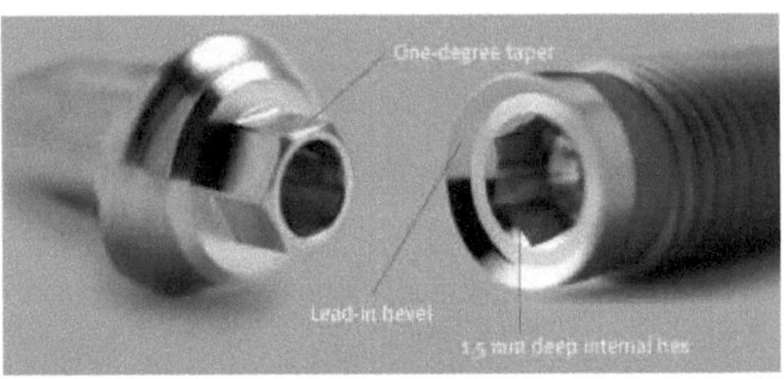

Figura 40

Ligação cónica Morse:

A ligação implante-pilar cónico Morse apresenta uma projeção cónica do pilar que encaixa num recesso cónico no implante. A interface implante-pilar é formada por uma junta de fricção soldada a frio, que é necessária para eliminar a rotação na interface implante-pilar e o subsequente afrouxamento do parafuso do pilar.

O sistema Morse Taper tem significativamente mais vantagens protéticas em comparação com os implantes hexagonais, especialmente para dentes unitários anteriores, para os quais a estética gengival duradoura é extremamente importante.[58]

Principais vantagens:[58]

" Ausência de microgaps na interface implante-pilar.

" Melhor transmissão de forças na interface implante-pilar.

" Melhor estabilidade na interface implante-pilar.

" Retenção friccional com melhor distribuição das forças nas paredes internas dos implantes, o que diminui a reabsorção óssea cervical fisiológica.

" Troca de plataforma com pilares protéticos de menor diâmetro em comparação com implantes

Principais desvantagens:[58]

" Custos.

" Técnica difícil.

" Baixa versatilidade dos componentes protéticos

a. Implantes com cone Morse de 8 graus: [58]

O raciocínio foi que uma ligação cónica produziria uma interface mecanicamente estável, sólida e de bloqueio automático. Basicamente, cria um bloqueio por fricção.

b. Implantes com cone Morse de 11,5 graus: [58]

Este implante é comercializado pela Astra Tech. O dispositivo de fixação e o pilar estão fortemente ligados num ângulo de 11,5° por um desenho de vedação cónica, que veda a ligação e diminui o micro-movimento e a micro-vazamento. O implante tem um pescoço cónico com micro-roscas e uma superfície jateada com TiO2. As micro-roscas na parte superior do acessório evitam a concentração de tensão à volta da crista do rebordo alveolar e reduzem a perda óssea marginal.

c. Implantes com cone Morse de 1,5 graus: [58]

Este verdadeiro implante cónico Morse está disponível na BiconImplants . O pilar cónico de bloqueio da Bicon não tem parafuso, mas tal como um pilar aparafusado, depende da fricção para o manter intacto. A montagem é conseguida através da introdução do cone Morse de 1,5° no encaixe correspondente no implante, o que gera uma força de aperto elevada entre o pilar e o implante. A elevada força de fricção é o resultado do deslizamento relativo entre as duas superfícies de fricção que ocorre com uma elevada pressão de contacto.

d. Espigão personalizável de 0,2 mm: [58]

Nas zonas estéticas, os implantes Morse Taper devem ser instalados infra-ósseos. No entanto, isso nem sempre é possível e resulta na exposição do implante na cavidade oral, dificultando assim a colocação dos componentes intermédios devido à porção aparente de metal, sendo neste caso recomendado um pilar personalizável de 0,2 mm. Também é utilizado em casos de falta de tecido gengival para esconder a porção cervical dos componentes intermédios ou implantes mal posicionados, o que resulta em perfis de emergência tipo parafuso proclinados.

e. Mini pilar cónico: [58]

Conhecido como mini-abutment Morse Taper, MirusCone, Micruscone, Mini-abutment, Multi-unit, Micro-unit ou UMA, é uma opção para próteses múltiplas aparafusadas. É proposto em conformidade com as opções de pilares transgengivais e angulações acima referidas. O mini pilar cónico está contraindicado para próteses unitárias e/ou cimentadas e em casos de espaço interoclusal insuficiente, bem como de posicionamento tridimensional insatisfatório do implante

Ligação interna do octógono:[(56,57]

Este tipo de ligação utiliza um design octogonal, proporcionando uma maior área de superfície para uma melhor estabilidade e resistência à rotação.

Ligação triangular interna:[(56]

Este design de conexão utiliza uma forma triangular no suporte do implante e no pilar, proporcionando uma boa estabilidade de rotação e um posicionamento preciso.

COMUTAÇÃO DE PLATAFORMAS[58,59]

A mudança de plataforma é um método de prevenção da perda de crista óssea. Embora esta caraterística seja oferecida por conexões internas e externas, o design da conexão interna utiliza mais frequentemente a troca de plataforma. Para trocar de plataforma, o diâmetro do pilar é mais estreito do que o do implante. Por exemplo, um implante de 5 mm de diâmetro pode ser utilizado com um pilar de 4 mm de diâmetro. Tradicionalmente, o diâmetro do implante e do pilar eram idênticos.

A justificação para a mudança de plataforma tem na literatura. Muitos estudos têm teorizado que um infiltrado inflamatório se acumula em torno da junção implante-pilar. Ao trazer este infiltrado medialmente, o processo inflamatório é confinado dentro da plataforma do implante, diminuindo assim a reabsorção óssea coronal.

Maeda e colegas (2008) teorizaram que a lógica subjacente à mudança de plataforma se baseava em vantagens bio-mecânicas. Observaram que a mudança de plataforma não só diminuiu as tensões em torno da interface implante-pilar, como também aumentou as forças em torno do próprio pilar, o que resultou na diminuição da perda óssea da crista.

A maioria dos estudos, no entanto, concorda numa coisa: a eficácia da mudança de plataforma. A revisão sistemática e meta-análise de Atieh em 2010 também validou este ponto. Atieh observou que o grau de perda óssea da crista era afetado pela diferença entre o diâmetro do implante e o pilar. Observou uma diminuição significativa da reabsorção óssea da crista se a diferença de diâmetro entre o implante e o pilar fosse maior ou igual a 0,4 mm.

A comutação de plataformas está no mercado desde a introdução dos designs de parafuso cónico ou cone morse com implantes de empresas como a Straumann, Ankylos, Bicon ou Astra. Estes designs cónicos sempre ofereceram inerentemente as vantagens da comutação de plataformas.

COMPARAÇÃO DE DIFERENTES CONCEPÇÕES DE LIGAÇÕES INTERNAS[59]

Tal como referido anteriormente, a conexão interna tem várias vantagens em relação às conexões externas, nomeadamente um menor afrouxamento dos parafusos, uma estética melhorada, uma vedação microbiana avançada, uma conexão conjunta implante-pilar reforçada e uma variedade de opções para a mudança de plataforma. É evidente que os profissionais e a investigação, bem como os fabricantes, estão a apoiar a conexão interna como o design superior. No entanto, o mercado da conexão interna dividiu-se em vários desenhos concorrentes. Pouca investigação de referência foi efectuada para clarificar qual a ligação interna que provavelmente será a melhor conceção. O facto de o mercado não se ter reunido em torno de um único tipo de conexão interna leva a que ainda investigação sólida. Existem vantagens em ter diferentes conexões internas de implantes no mercado, mas a decisão entre elas é, sem dúvida, mais uma questão de estilo ou preferência do que qualquer outra coisa. Este texto não pretende, de forma alguma, apoiar um desenho de conexão em detrimento de outro. Em vez disso, esta secção caracteriza as principais articulações de encaixe por fricção, seguidas das articulações de encaixe por deslizamento atualmente disponíveis no mercado

Juntas de fricção

Hexágono interno e a junta de fricção[52]

A ligação hexagonal interna tem uma caraterística anti-rotativa de forma hexagonal interna. Muitos implantes que utilizam a caraterística hexagonal interna das antigas conexões de junta de encaixe deslizante para conexões de junta de encaixe por fricção. A fricção entre a conexão cónica do pilar e a superfície interna da conexão do implante cria a articulação de fricção. Uma vez que o pilar encaixa literalmente no hexágono interno do implante, a ligação é designada por "encaixe por fricção". Este encaixe por fricção proporciona a vedação microbiana, minimiza a possibilidade de o parafuso se soltar e aumenta a estabilidade da articulação com a sua ligação interna.

Nesta secção são apresentados exemplos de ligações de juntas de fricção hexagonais internas de diferentes fabricantes. ligação constituída por um elemento anti-rotacional hexagonal e dodecagonal.

O pilar reto da Biomet 3i utiliza a conexão interna hexagonal, enquanto os seus pilares correccionais de 15 graus utilizam a caraterística anti-rotativa de 12 pontos. Isto permite que o posicionamento dos pilares angulados seja colocado em intervalos de 30 graus para uma posição protética melhorada. Uma caraterística única do implante 3i Osseotite Certain é o facto de se ouvir um "clique" audível quando este pilar está totalmente assente. Isto permite ao médico certificar-se de que um pilar dentário está totalmente assente no seu encaixe interno profundo de 4,0 mm.

Ao contrário de outras conexões de hexágono interno, o desenho de hexágono interno 3i também tem os benefícios da troca de plataforma. Em contraste com os designs de parafuso cónico e cone morse, em que a mudança de plataforma é uma propriedade inerente ao design, o design de hexágono interno 3i (Figura 4.6) requer um pilar de implante mais estreito no topo de uma plataforma de implante alargada.

O cone Morse e o parafuso cónico[59]

Um cone morse é um cone dentro de um cone. Quando dois cones perfeitamente fabricados são firmemente unidos, proporcionam uma estabilidade de "bloqueio por fricção" soldada. O grau do cone morse é uma unidade percentual que reflecte o comprimento do veio relativamente ao raio do veio. Por exemplo, um aumento de 2% no comprimento do eixo cónico morse de 100 mm terá um aumento de raio de 2 mm. Enquanto que um aumento de 4% no comprimento do eixo cónico morse de 100 mm terá um aumento do raio de 4 mm. A maioria dos cones morse varia de 0% a 7%, mas a medicina dentária utiliza mais frequentemente um cone de 4-8%. Por uma questão de clareza, este texto irá categorizar uma ligação de "verdadeiro cone morse" como um sistema de implante em que um implante e um pilar não requerem um parafuso de pilar entre as duas interfaces. O cone Bicon é um excelente exemplo disto. O termo "parafuso cónico" será utilizado para sistemas que utilizam as vantagens do cone morse, mas que ligam o pilar ao implante com um parafuso de retenção. Existem vários exemplos de conexão de parafuso cónico, incluindo os da Straumann, Astra e Ankylos.

Bicon: O verdadeiro cone Morse[58] A ligação implante-pilar da Bicon é conseguida com um cone de bloqueio de 1,5 graus (Figura 42). O pilar é colocado batendo com o pilar no encaixe do implante, o que deforma elasticamente tanto o implante como o pilar e é designado por "soldadura a frio".

A vantagem de utilizar estes implantes é o facto de o pilar poder encaixar em qualquer parte dos 360 graus do implante. Isto permite que a prótese seja posicionada numa orientação ideal. Uma vez que não existe outro sistema de implantes semelhante ao fornecido pela Bicon, as opções protéticas estão limitadas às oferecidas por esta empresa. A singularidade do sistema requer uma curva de aprendizagem para os profissionais até se sentirem confortáveis com a restauração deste implante.

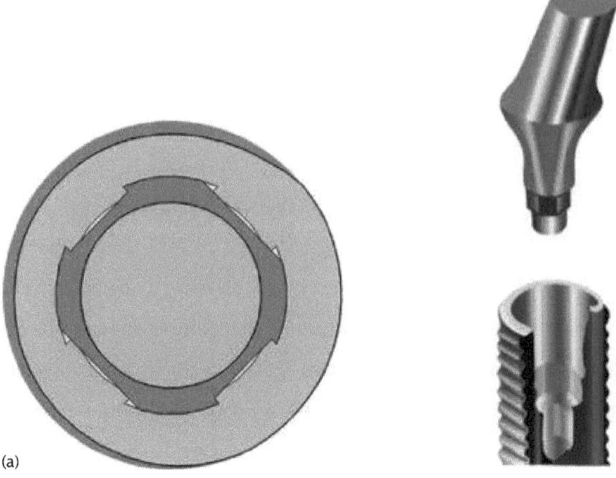

Figura 42 Desenho do Straumann synOcta. (a) Cone morse de 8 graus. (b) Caraterística anti-rotativa interna. Cortesia de Straumann

Como descrito anteriormente, a Bicon demonstrou a capacidade da sua conexão de fornecer uma vedação microbiana adequada. A soldadura a frio formada entre o implante e o pilar demonstrou criar uma vedação hermética que impede as bactérias de colonizarem o implante. Para além disso, o desenho do cone morse proporciona naturalmente uma mudança de plataforma ao medializar a ligação implante-pilar.[57]

Devido ao facto de não existir um parafuso de retenção com o sistema Bicon, não existem preocupações relativamente ao afrouxamento do parafuso. Geralmente, na parte posterior da boca, as forças oclusais diminuem a pré-carga do parafuso de retenção, mas com o implante Bicon as forças oclusais reforçam a ligação entre o implante e o pilar.[58]

A remoção de um pilar Bicon do implante requer a utilização de pinças para rodar o pilar e ultrapassar a sua soldadura a frio com o implante.

Parafuso cónico[58,59]

O parafuso cónico utiliza princípios semelhantes aos do cone morse. O cone dentro de uma ligação em cone proporciona uma ligação de bloqueio por fricção, que é depois retida com um parafuso. Este bloqueio por fricção do cone morse não só proporciona uma vedação microbiana, como também caraterísticas anti-rotacionais que reduzem o afrouxamento do parafuso. Além disso, todas as ligações de parafuso cónico proporcionam inerentemente as vantagens da comutação de plataforma.

Algumas conexões de parafuso cónico utilizam outras caraterísticas anti-rotacionais, tais como uma caraterística hexagonal ou dodecagonal, enquanto outras utilizam a conexão cónica morse como única caraterística anti-rotacional. Os principais implantes de parafuso cónico no mercado são fornecidos pela Straumann, Astra e Ankylos.

Straumann: O acessório da Straumann foi o primeiro acessório de parafuso cónico no mercado com um cone morse de 8 graus (Figura 43). Além disso, o encaixe synOcta™ utilizado pela Straumann fornece uma caraterística anti-rotacional octogonal interna em combinação com a ligação de cone morse.

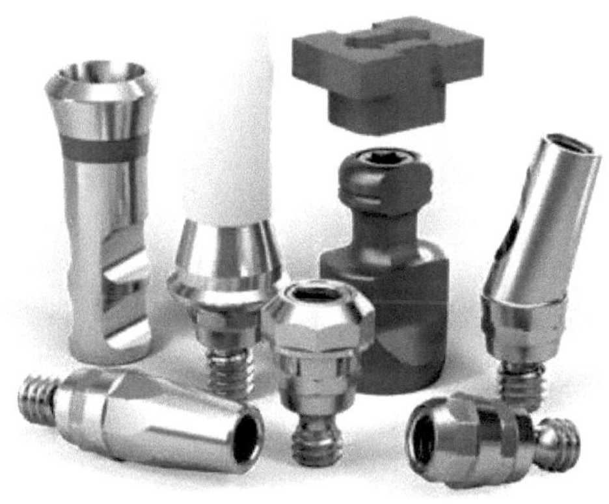

Figura 43 Família Straumann Synoct

CAPÍTULO 13: CONSIDERAÇÕES CLÍNICAS E COMPLICAÇÕES

O QUE ESTÁ COBERTO?

- ***Gestão de tecidos moles***
- ***Periimplantite e complicações relacionadas com o pilar***
- ***Considerações estéticas***
- ***Considerações oclusais***

Gestão de tecidos:[23,27,30,51]

A gestão dos tecidos moles desempenha um papel fundamental na obtenção de uma estética óptima e de uma estabilidade a longo prazo em torno dos pilares dos implantes dentários. As considerações incluem:

Contorno gengival: O contorno gengival correto à volta do pilar é importante para obter um perfil de emergência e uma estética de aspeto natural.
Largura biológica: Manter uma largura biológica adequada à volta do pilar é crucial para evitar complicações nos tecidos moles e manter a saúde periodontal.
Fiberotomia supra-crestal: A realização de uma fibrotomia supra-crestal pode ajudar a gerir a tensão dos tecidos moles e otimizar a estabilidade dos tecidos moles peri-implantares.

Complicações relacionadas com a peri-implantite e o pilar:[60,61]

A peri-implantite e outras complicações relacionadas com o pilar podem afetar o sucesso a longo prazo das restaurações com implantes dentários. As considerações incluem:

Peri-implantite: A monitorização e manutenção regulares são essenciais para detetar e gerir a peri-implantite, que se caracteriza por inflamação e perda óssea em redor do implante e do pilar.

Afrouxamento do parafuso: A aplicação correta do binário e a avaliação regular da estabilidade do parafuso são importantes para evitar o afrouxamento do parafuso do pilar.
Fratura ou desgaste: Podem ocorrer complicações como a fratura ou o desgaste do pilar devido ao excesso de
forças, fadiga do material ou conceção inadequada.

Considerações estéticas:[17,38]

A obtenção de resultados estéticos com pilares de implantes dentários envolve várias considerações:

Arquitetura gengival: O perfil de emergência correto, o preenchimento das papilas e o contorno gengival harmonioso contribuem para a integração estética do pilar e da restauração.
Seleção do material: A escolha de materiais de pilar que proporcionem uma estética óptima, como a cerâmica da cor dos dentes ou o zircónio, pode melhorar o resultado estético final.
Correspondência de cores: A seleção exacta da cor e a caraterização do pilar e da restauração asseguram a harmonia estética com a dentição natural.

Considerações oclusais:[39,55,60]

As considerações oclusais corretas são cruciais para o sucesso a longo prazo das restaurações suportadas por implantes. Os principais factores incluem:

Esquema oclusal: Conceber um esquema oclusal adequado que distribua as forças uniformemente e evite o stress excessivo no pilar e no implante.
Seleção do material protético: Seleção de materiais protéticos com força e resistência ao desgaste adequadas para as forças oclusais previstas.
Dentição adjacente: Considerar a harmonia oclusal e a função entre a restauração suportada por implantes e os dentes naturais adjacentes ou a dentição oposta.

CAPÍTULO 14: TENDÊNCIAS EMERGENTES E ORIENTAÇÕES FUTURAS

O QUE ESTÁ COBERTO?

-Dentisteria digital e pilares
-3d Impressão de pilares
-Pilares personalizados em CAD Cam: Vantagens e limitações
-Inovações em biomateriais na conceção de pilares

Dentisteria digital e pilares:[62]

A medicina dentária digital revolucionou o campo da implantologia dentária, oferecendo novas possibilidades de conceção e fabrico de pilares. As considerações incluem:

- Digitalização intra-oral: Os scanners intra-orais permitem impressões digitais do local do implante, eliminando a necessidade de materiais de impressão convencionais.
- Desenho assistido por computador (CAD): O software CAD permite um design preciso e a personalização dos pilares, melhorando o ajuste e a estética.
- Fabrico assistido por computador (CAM): Os sistemas CAM facilitam o fabrico de pilares através de tecnologias de fresagem ou de impressão 3D.

Impressão 3D de pilares:[63]

O advento da tecnologia de impressão 3D abriu novas possibilidades para o fabrico de pilares. As considerações incluem:

- Fabrico aditivo: A impressão 3D permite a produção de pilares com geometrias complexas e personalização.
- Opções de materiais: Podem ser utilizados vários materiais, como metais ou polímeros, na impressão 3D para criar pilares.
- Exatidão e precisão: A impressão 3D permite uma elevada precisão no

fabrico de pilares, garantindo um ajuste preciso e uma função óptima.

Pilares personalizados CAD/CAM: [15,19,28]

Vantagens e limitações:

Os pilares personalizados fabricados com a tecnologia CAD/CAM oferecem vantagens e considerações únicas. Estas incluem:

- Ajuste e estética melhorados: O CAD/CAM permite a personalização precisa dos pilares para obter um ajuste e uma estética óptimos.
- Fluxo de trabalho eficiente: Os sistemas CAD/CAM simplificam o processo de fabrico, reduzindo o trabalho manual e o tempo de atendimento.
- Limitações do material: Certos materiais utilizados em pilares personalizados CAD/CAM podem ter limitações em termos de resistência ou propriedades estéticas.

Inovações de biomateriais na conceção de pilares:

Os avanços nos biomateriais estão a moldar o futuro do design dos pilares. As considerações incluem:

- Novas opções de materiais: As inovações em termos de biomateriais, como as cerâmicas biocompatíveis ou os materiais compósitos, oferecem vantagens potenciais para a conceção de pilares.
- Propriedades bioactivas: Os biomateriais com propriedades bioactivas podem melhorar a osseointegração e a resposta dos tecidos moles à volta dos pilares.
- Modificações da superfície: Os tratamentos de superfície e os revestimentos dos pilares podem melhorar a biocompatibilidade, as propriedades antibacterianas e a integração dos tecidos.

CAPÍTULO 15: CONCLUSÃO

Nesta viagem abrangente através do mundo dos pilares de implantes dentários, explorámos o seu desenvolvimento histórico, classificações, materiais e considerações clínicas críticas, entrelaçando as muitas linhas que definem a implantologia dentária moderna. Os pilares podem parecer componentes pequenos e muitas vezes negligenciados, mas a sua importância como conectores essenciais entre os implantes e as restaurações não pode ser exagerada. O seu papel na garantia da função, estética e sucesso a longo prazo faz deles os heróis desconhecidos da implantologia dentária.

A narrativa histórica dos pilares remete-nos para o trabalho inovador do Dr. Per-Ingvar Brånemark e para o advento da osteointegração, que estabeleceu as bases para a estabilidade e fiabilidade dos implantes dentários. Desde o início simples até aos pilares sofisticados e personalizados que vemos atualmente, esta viagem tem sido uma viagem de aperfeiçoamento e inovação constantes. A introdução da tecnologia CAD/CAM, dos fluxos de trabalho digitais e dos materiais avançados redefiniu as possibilidades, dando aos clínicos as ferramentas para obterem resultados precisos e específicos para cada paciente.

Através da lente das classificações, descobrimos a diversidade de designs de pilares, quer com base na localização, mecanismos de ligação ou requisitos funcionais. Desde a cobertura palatina total até aos designs linguais e combinados, cada categoria reflecte a necessidade do médico de se adaptar a cenários clínicos únicos. Da mesma forma, as nuances entre pilares hexagonais e não hexagonais demonstraram a importância crítica da estabilidade mecânica, integridade da conexão e versatilidade na prática moderna.

A discussão sobre os materiais revelou uma evolução impressionante. Os pilares metálicos, que proporcionavam resistência e fiabilidade, abriram caminho para cerâmicas como a zircónia, que agora dominam a conversa pela sua estética e biocompatibilidade inigualáveis. Estes avanços reflectem a procura contínua de soluções que não só satisfazem as exigências mecânicas, mas também dão prioridade ao conforto do paciente, à estética e à satisfação geral.

As considerações clínicas surgiram como a pedra angular desta exploração. Os pilares desempenham um papel decisivo na gestão dos tecidos moles, na harmonia estética e na distribuição da carga, sublinhando a sua influência para além das ligações estruturais. Factores como a anatomia individual, a oclusão e a integração de fluxos de trabalho digitais permitem aos clínicos planear e executar soluções baseadas em pilares com maior precisão do que nunca. Tecnologias como a digitalização intra-oral e a impressão 3D estão a dar início a uma nova era em que a personalização e a eficiência se tornam o padrão, ultrapassando os limites do que se pensava ser possível.

Ao concluirmos, é evidente que a história dos pilares está longe de estar completa. Desde as suas origens históricas até às maravilhas actuais da tecnologia e da ciência dos materiais, os pilares continuam a evoluir, inspirando novos níveis de precisão e arte. São componentes silenciosos e firmes que mantêm as restaurações no sítio e transformam vidas através da recuperação da função e da confiança.

Olhando para o futuro, o futuro dos pilares promete avanços ainda maiores à medida que a investigação, a tecnologia e a experiência clínica se cruzam. Com materiais emergentes, inovações digitais e soluções centradas no paciente a liderar o caminho, o potencial para melhorar os resultados em implantologia dentária não tem limites.

Este livro serve tanto como uma reflexão sobre onde estivemos como um convite para explorar o que está para vir. Os pilares podem ser pequenos em tamanho, mas o seu impacto no mundo da medicina dentária é profundo. Ao adotar este conhecimento e continuar a inovar, honramos o legado daqueles que abriram o caminho, enquanto nos esforçamos por alcançar a excelência para os pacientes que servimos.

No final, **a história dos pilares é uma história de progresso, dedicação e o compromisso inabalável de melhorar vidas - um implante de cada vez.**

BIBLIOGRAFIA

1. Shafie HR, White BA. Materiais para pilares de implantes. Manual clínico e laboratorial de pilares de implantes dentários. 2014;2:1-6.
2. Buser D, Weber HP, Donath K, Fiorellini JP, Paquette DW, Williams RC. Reacções dos tecidos moles a implantes de titânio não submersos e sem carga em cães beagle. J. Periodontol. 1992;63(3):225-35.
3. Misch CE. Próteses sobre implantes dentários. 2nd edn. St. Louis: Elsevier Mosby 2005.
4. Chrcanovic BR, Albrektsson T, Wennerberg A. Desenho e material do pilar na distribuição do stress em próteses suportadas por implantes: Uma revisão sistemática. J Dent. 2014;42(3):307-314.
5. Romeo E, Ghisolfi M, Murgolo N, Chiapasco M, Lops D, Vogel G. Avaliação dos efeitos de diferentes materiais de pilar nas dimensões dos tecidos moles peri-implantares: um ensaio clínico controlado e aleatório. Int J Oral Maxillofac Implants. 2008; 23(2):315-320.
6. Derks J, Håkansson J, Wennström JL, Tomasi C, Larsson M, Berglundh T. Eficácia da terapia com implantes analisada numa população sueca: prevalência de peri-implantite. J Dent Res. 2016;95(1):43-49
7. Glauser R, Zembic A, Ruhstaller P, Lundgren AK, Hämmerle CH. Resultados estéticos com substituições de dentes unitários suportados por implantes: uma revisão sistemática. Clin Oral Implants Res. 2004;15(1):76-85.
8. Rathee M, Bhoria M, Boora P. An insight into dental implant abutment selection criteria: an overview. J Adv Oral Res 2014;5(3):1-4.
9. Abichandani SJ, Nadiger R, Kavlekar AS. Seleção e desenho do pilar e a sua influência no perfil de emergência: Uma revisão exaustiva. Eur. J. Prosthodont. 2013;;1(1):1.
10. Bhavana BL, Rahul N, Fouzia B, et al. Opções de pilar para a restauração de implantes malignos: uma revisão. IJSS Case Reports & Reviews 2016;2(12):22-6.
11. Zarauz C, Pitta J, Pradies G, Sailer I. Recomendações clínicas para a seleção do pilar do implante para reconstruções com um único implante: Soluções

personalizadas versus soluções padronizadas de cerâmica e metal. Int J Periodontics Restorative Dent. 2020 1;40(1).

12. Hurson S. Biomecânica de implantes/pilares e seleção de materiais para resultados previsíveis. Compêndio. Contin. Educ. Dent 2018 1;39(7).
13. Benakatti V, Sajjanar JA, Acharya AR. Pilares de implantes dentários e sua seleção - uma revisão. J. Evol. Med. Dent. Sci. 2021 30;10:3053-9.
14. Karunagaran S, Paprocki GJ, Wicks R, Markose S. Uma revisão dos pilares de implantes - classificação dos pilares para ajudar na seleção protética. J Tenn Dent Assoc. 2013 93(2):18-23.
15. AlFadda SA, Al-Sanabani FA, Al-Qutub MN, Abduljabbar TS, Vohra F. Tecnologia CAD/CAM para pilares, coroas e superestruturas de implantes: Uma revisão sistemática. J Prosthet Dent. 2020;123(4):557-564.
16. Shah KK, Sivaswamy V. A Literature Review on Implant Abutment Types, Materials, and Fabrication Processes (Revisão da literatura sobre tipos de pilares de implantes, materiais e processos de fabrico). Jornal de efeitos a longo prazo de implantes médicos. 2023;33(1).
17. Turkoglu P, Kose A, Sen D. Seleção do pilar para restaurações anteriores suportadas por implantes - Uma atualização do livro de Implantologia Dentária e Biomateriais 2019 Jan 30. Intechopen.
18. Alonso-Pérez R, Bartolomé JF, Pradíes G. Ligação pilar-implante original vs. compatível: Uma análise in vitro da precisão interna e do comportamento de fadiga mecânica. J Prosthodon Res. 2022;66(3):476-83.
19. Târtea DA, Ionescu M, Manolea HO, Mercuţ V, Obădan E, Amărăscu MO, Mărăşescu PC, Dăguci L, Popescu SM. Estudo comparativo de pilares de implantes dentários personalizados CAD-CAM e pilares de estoque de implantes dentários. J Clin Med 2023 8;12(6):2128.
20. Binon PP. Pilares de implantes pré-fabricados. Manual Clínico e Laboratorial de Pilares de Implantes Dentários. 2014 Sep 2:47-64.
21. Lewis SG, Llamas D, Avera S. O pilar UCLA: uma revisão de quatro anos. J Prosthet Dent. 1992 1;67(4):509-15.
22. Lewis S, Beumer III J, Hornburg W, Moy P. O pilar "UCLA". Int J Oral Maxillofac Implants. 1988 1;3-10.

23. Svoboda EL. Os pilares de stock causam problemas que podem ser evitados por um sistema de instalação de próteses bem concebido. J. Int. Oral Health 2019:46-59.
24. Cavallaro Jr J, Greenstein G. Pilares de implantes angulados: uma aplicação prática dos conhecimentos disponíveis. J Am Dent Assoc. 2011;142(2):150-8.
25. Sethi A, Kaus T, Sochor P, Axmann-Krcmar D, Chanavaz M. Evolução do conceito de pilares angulados em implantologia dentária: dados clínicos de 14 anos. Implant. Dent. 2002;11(1):41-51.
26. Hsu ML, Chung TF, Kao HC. Aplicações clínicas de pilares angulados - uma revisão da literatura. Chin J Dent. Res. 2005; 24(1):15.
27. Balshi TJ, Ekfeldt A, Stenberg T, Vrielinck L. Avaliação de três anos de implantes Brånemark ligados a pilares angulados. Int J Oral Maxillofac Implants. 1997;12(1).
28. Diego Lops et al: Estabilidade dos tecidos moles de pilares CAD/CAM e pilares de stock em regiões anteriores. Clin. Oral Impl. Res. ; 2014 ; 1-7
29. Manu R, Mohaneesh B, Priyanka B: Uma visão dos critérios de seleção dos pilares de implantes dentários: Uma visão geral. J Adv oral research, 2014 vol. 5 no. 3
30. Del Rey YC, Parize H, Pedrazzi V, Cândido dos Reis A, do Nascimento C. Clinical and In Situ Oral Biofilm Formation on Dental Implant Abutment Materials: Uma Revisão Sistemática. Int J Oral Maxillofac Implants. 2022 ;37(4).
31. Zembic A, Sailer I, Jung RE, Hämmerle CH. Ensaio clínico controlado e aleatório de pilares de implantes personalizados em zircónia e titânio para implantes de um único dente nas regiões canina e posterior: Resultados de 3 anos. Clin Oral Implants Res. 2009 20(8):802-8.
32. Branemark PI, Zarb G, Albrektsson T. Tissue-integrated prostheses: osseointegration in clinical dentistry. Quintessence Books; 1985.
33. Nakamura K, Kanno T, Milleding P, Örtengren U. Zircónia como material de pilar de implante dentário: uma revisão sistemática. Int J Prosthodont. 2010 ;23(4).
34. Frank N, Sabine M, Peter R: Comportamento de fratura de próteses dentárias fixas totalmente em cerâmica suportadas por implante-implante e implante-

dente utilizando pilares de implante de dióxido de zircónio. Clin Oral Invest 2011, 15:89-97

35. Al-Rababah M, Hamadneh W, Alsalem I, Khraisat A, Abu Karaky A. Utilização de polímeros de elevado desempenho como pilares e estruturas de implantes dentários: Relatório de uma série de casos. J Prosthodont. 2019 ;28(4):365-372.
36. Lo Giudice R, Sindoni A, Tribst JP, Dal Piva AM, Lo Giudice G, Bellezza U, Lo Giudice G, Famà F. Avaliação da rugosidade da superfície do pilar de zircónia e polímero de alto desempenho e concentração de tensão para próteses dentárias fixas suportadas por implantes. Revestimentos. 2022 ;12(2):238
37. Drago C, Lazzara J: Diretrizes para a seleção do pilar de implante para pacientes parcialmente edêntulos. Compend Contin Educ Dent. 2010 31(1):14-20
38. Linkevicius T, Apse P. Influência do material do pilar na estabilidade dos tecidos peri-implantares: uma revisão sistemática. Int J Oral Maxillofac Implants.2008 1;23(3).
39. Sanz-Sánchez I, Sanz-Martín I, Carrillo de Albornoz A, Figuero E, Sanz M. Biological effect of the abutment material on the stability of peri-implant marginal bone levels: Uma revisão sistemática e meta-análise. . Clin Oral Implants Res. 2018 ;29:124-44.
40. Shadid R, Sadaqa N. Uma comparação entre próteses de implantes aparafusadas e cimentadas. Uma revisão da literatura. J Oral Implantol 2012;38(3):298-307
41. Lee A, Okayasu K, Wang HL. Restaurações de implantes aparafusadas versus cimentadas: conceitos actuais. Implant Dent. 2010;19(1):8-15.
42. Preiskel HW, Tsolka P. Próteses cimentadas e aparafusadas suportadas por implantes: até 10 anos de acompanhamento de um novo desenho. Int J Oral Maxillofac Implants. 2004;19(1).
43. Sherif S, Susarla SM, Hwang JW, Weber HP, Wright RF. Avaliação a longo prazo de restaurações de implantes aparafusadas e cimentadas, relatada pelo médico e pelo paciente: um estudo prospetivo de 5 anos. Clin Oral Investig. 2011 ;15:993-9.
44. Hamed MT, Abdullah Mously H, Khalid Alamoudi S, Hossam Hashem AB, Hussein Naguib G. Uma revisão sistemática das reconstruções suportadas por

implantes fixos aparafusados versus cimentados Clin Cosmet Investig Dent; 2020:9-16.

45. Da Rocha PV, Freitas MA, da Cunha TD. Influência do acesso ao parafuso na retenção de próteses implanto-suportadas cimentadas. J Prosthet Dent. 2013 ;109(4):264-8.
46. Nematollahi F, Beyabanaki E, Alikhasi M. Seleção de cimento para próteses cimentadas suportadas por implantes: Uma revisão da literatura. J. Prosthodont. 2016 (7):599-606.
47. Kim HY, Lee JY, Shin SW, Bryant SR. Sistemas de fixação para overdentures de implantes mandibulares: uma revisão sistemática. J Adv Prosthodont. 2012;4(4):197-203.
48. Alqutaibi AY, Kaddah AF. Anexos utilizados com sobredentaduras suportadas por implantes. Revista Internacional de Medicina Dentária e Investigação Avançada. 2016;2(1):1-5.
49. Chaware SH, Thakkar ST. Uma revisão sistemática e meta-análise dos attachments utilizados em overdentures suportadas por implantes. J Adv Prosthodont 2020 ;20(3):255.
50. Rashid H, Hanif A, Vohra F, Sheikh Z. Próteses sobre implantes: Uma revisão concisa dos factores que influenciam a escolha dos sistemas de fixação. J Pak Dent Assoc. 2015 ;24(2):63-9.
51. Gray D, Patel J. Overdentures suportadas por implantes: parte 1.Br Dent J. 2021 ;231(2):94-100.
52. Patel J, Gray D. Overdentures suportadas por implantes. parte 2 Br Dent. 2021 ;231(3):169-75.
53. Vinhas AS, Aroso C, Salazar F, López-Jarana P, Ríos-Santos JV, Herrero-Climent M. Revisão do comportamento mecânico de diferentes conexões implante-pilar. Int. J. Environ. Res. Saúde Pública 2020;17(22):8685.
54. Feitosa PC, de Lima AP, Brandt WC, Neves AC. Estabilidade das conexões externas e internas de implantes após um teste de fadiga. Eur. J. Dent. 2013;7(03):267-71.
55. Lemos CA, Verri FR, Bonfante EA, Júnior JF, Pellizzer EP. Comparação das conexões implante-pilar externa e interna para próteses implanto-suportadas. Uma revisão sistemática e meta-análise. J. Dent. 2018;70:14-22.

56. Hoffmann O, Zafiropoulos GG. Conexão dente-implante: uma revisão. J Oral Implantol. 2012;38(2):194-200.

57. Macedo JP, Pereira J, Vahey BR, Henriques B, Benfatti CA, Magini RS, López-López J, Souza JC. Implantes dentários com cone Morse e platform switching: O novo paradigma da implantologia oral. Eur J Dent. 2016;10(01):148-54.

58. Schmitt CM, Nogueira-Filho G, Tenenbaum HC, Lai JY, Brito C, Doering H, Nonhoff J. Desempenho de implantes com conexão de pilar cónico (Morse Taper): uma revisão sistemática. Jornal de Investigação em Materiais Biomédicos Parte A: J Biomed Mater Res 2014 Feb;102(2):552-74

59. Pessoa RS, Sousa RM, Pereira LM, Neves FD, Bezerra FJ, Jaecques SV, Sloten JV, Quirynen M, Teughels W, Spin-Neto R. Remodelação óssea em torno de implantes com conexões hexagonais externas e morse-taper: um ensaio clínico randomizado, controlado, split-mouth. Clin. Implant Dent. Relat. Res. 2017;19(1):97-110.

60. Schwarz F, Derks J, Monje A, Wang HL. Peri-implantite. J. Periodontol. 2018;45:S246-66.

61. Pesce P, Canullo L, Grusovin MG, De Bruyn H, Cosyn J, Pera P. Revisão sistemática de alguns factores de risco protético para a periimplantite. J Prosthet Dent. 2015 1;114(3):346-50.

62. Joda T, Ferrari M, Gallucci GO, Wittneben JG, Brägger U. Tecnologia digital em prótese fixa sobre implantes. Periodontol 2000. 2017;73(1):178-92

63. Beuer F, Groesser J, Schweiger J, Hey J, Güth JF, Stimmelmayr M. O conceito digital de um só tratamento/uma só vez. Um relatório clínico. J Prosthodont 2015 4:21-6.

64. Lesmes D, Laster Z. Inovações na conceção de implantes dentários para a terapia atual. Oral Maxillofac Surg Clin North Am. 2011 ;23(2):193-200.

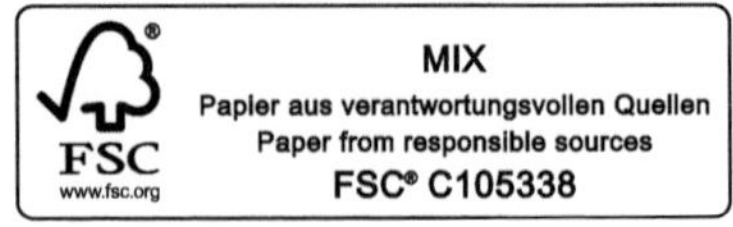

Printed by Books on Demand GmbH, Norderstedt / Germany